基本を学ぶ 看護シリーズ 1

自然科学の基礎知識を知る

草間朋子・脊山洋右・松本純夫 監修

今井秀樹・高木晴良　著
松本和史・草間朋子

東京化学同人

"基本を学ぶ 看護シリーズ"の刊行にあたって

チーム医療が不可欠な時代を迎えております.

患者さんの最も身近な存在としてかかわってきた看護職は,"チーム医療のキーパーソン"として活躍することが期待されております.

チーム医療のキーパーソンであるためには,対象者を"ヒト","人","人間"として的確に観察・評価し,スタッフ間のコミュニケーションをとりながら,対象者の多様なニーズに的確に対応できる能力が求められます.

チーム医療における看護職の役割は,患者さんたちの QOL(生活の質)を高めるための"症状マネジメント"であると考えております.個々の患者さんと向き合うたびに,五感を活用して患者さんの状態を的確に観察・評価(フィジカルアセスメント)し,最適な対応が何であるかを判断できなければなりません.まず,生物学的な"ヒト"としての構造および機能を把握し,さらに,疾病などに関する知識を活用し,それぞれの"人"の身体のなかで何が起こっているかを的確に推測できる能力が必要とされます.社会生活を送る人(人間)に対し看護職として必要なサポートを的確にできる能力も必要とされます.

症状マネジメントに不可欠であるフィジカルアセスメントの能力を習得し,常に活用できる状態にしておくために,医学・生物学の知識を段階的,系統的に理解し,しっかり身につけることができるようにと考え,このたび,東京化学同人のご協力を得て,'1. 自然科学の基礎知識を知る','2. からだの仕組みと働きを知る','3. 病気の成り立ちを知る','4. くすりと検査の基礎を知る','5. 健康を維持する仕組みを知る'からなる"基本を学ぶ 看護シリーズ"を刊行することにしました.

'1. 自然科学の基礎知識を知る'では,生物学,化学,物理学の幅広い知識のなかで看護に必要とされるエッセンスを選択し,生物学的な"ヒト"を理解するうえで必要とされる基礎的な知識を解説することにしました.

'2. からだの仕組みと働きを知る'では,"身体の構造と機能(解剖/生理)"の基礎的な知識をまとめ,さらに看護職に必要とされる"フィジカルアセスメント"との関連性も理解できるようにしたつもりです.

'3. 病気の成り立ちを知る'では,看護職が臨床現場で遭遇する可能性の高い疾病を取上げ,フィジカルアセスメント,臨床推論に必要とされる基礎的な知識をまとめることにしました.

'4. くすりと検査の基礎を知る'では,薬剤,薬理など薬物に関することと,日常的に行われている検査(血液検査,尿検査,心電図検査など)に関する基礎的な知識など看護職として活動する際に不可欠とされる知識をまとめることにしました.

'5. 健康を維持する仕組みを知る'では,"健康寿命の延伸"に向けて看護師として

対象者自身の自助努力を支援する方策や健康増進の共助，公助の仕組みについての基礎的な知識について紹介することにしました．

　チーム医療を円滑に進めていくための第一条件は，患者さんに関する情報をチーム医療を担う医療職間で共有することです．患者さんの最も身近で，四六時中患者さんとかかわっている看護職は，患者さんに関する情報を最も多くもっております．本"看護シリーズ"を活用して，患者さんに関する情報を的確に"つかみ"，"つたえ"，"つかって"いくスキルを，常に磨いていってほしいと思います．

　本"看護シリーズ"は，看護の基礎教育にかかわっている教員が中心となって執筆し，各巻とも，コラム欄をできるだけ数多く設け，基礎的な知識と看護の実践が結びつくように工夫してみました．

　人である以上，忘れることは当たり前です．そんなときに，知識を再確認する手段のひとつとしても本"看護シリーズ"を活用していただければと思っております．

　本"看護シリーズ"の刊行にあたりましては，編集者としての素晴らしい才能をおもちの東京化学同人の住田六連さん，福富美保さんをはじめ関係者みなさまの多大なご協力をいただきました．

　　2016 年 4 月

監修者を代表して

草　間　朋　子

ま え が き

　小学校から高等学校にかけては理科という教科を学びます．理科に含まれる分野は物理学，化学，生物学および地学でしたが，この四つの学問領域に天文学を合わせたものが総称として自然科学とよばれます．一方，自然科学とは別に数学という学問分野も存在することはご存知でしょう．数学そのものは厳密には自然科学ではありませんが，自然科学の発展にはなくてはならない学問であり，自然科学と数学は不可分の学問領域といえます．

　自然科学は普遍的な自然の道理を明らかにすることを目的としています．自然の道理は人間がつくったものではなく，人間の活動とは無関係に存在する再現可能な法則の集合体といえるでしょう．たとえば，すべての物体は引力により互いに引き合っていること，また同温・同圧の下では同じ体積の気体の中には，気体の種類によらず同じ数の分子が含まれていることなどです．前者は"万有引力の法則"として，後者は"アボガドロの法則"としてそれぞれの法則が見つけられています．人間は自然の法則を改変することはできませんが，法則を発見し，知識として集積し，活用してきました．自然科学の知識は人間にとってもはや不可欠なものです．医療現場で使用されているMRI（磁気共鳴画像診断装置）やCT（コンピューター断層撮影装置）などの検査機器は人間が長年にわたって積み重ねてきた自然科学の知識のかたまりですし，ヒトの疾患の発症や進行を治療によりコントロールするためには，遺伝子や免疫細胞などの働きを自然の道理に従って理解していかなければなりません．

　自然科学の世界は日進月歩に進化しており，かつて非常識とされていたことが普遍の真理になることもあります．また，自然界の出来事すべてが自然科学により解明されているわけではありません．たとえば重力（引力）がなぜ生じるかということに対する答えはいまだに人間は見いだせていないのです．このように自然科学は万能ではないものの，宇宙，地球，環境，人間そして患者さんと対峙していく際に自然科学の知識がある場合とない場合とでは，それらに対する理解・対応がまったく異なることを忘れないでほしいと思います．著者らは，看護学を学ぶうえで不可欠な数学を含む自然科学の知識を，わかりやすく解説した成書とすることを目指しました．書かれている内容は高等学校までに学んだ数学，物理，化学および生物のレベルを逸脱するものにはならないように配慮しました．

　最後に，本書の上梓にご尽力いただいた東京化学同人編集部の住田六連さんと福富美保さん，そして解剖図作成にご協力いただいた小堀文彦さんに深く感謝申し上げます．

　2017 年初春

執筆者を代表して

今 井 秀 樹

基本を学ぶ 看護シリーズ

シリーズ監修

草 間 朋 子　東京医療保健大学 副学長, 医学博士

脊 山 洋 右　東京医療保健大学 客員教授, 医学博士

松 本 純 夫　国立病院機構東京医療センター 名誉院長, 医学博士

第1巻　自然科学の基礎知識を知る

編　　集

今 井 秀 樹　東京医療保健大学東が丘・立川看護学部 教授, 博士(保健学)

草 間 朋 子　東京医療保健大学 副学長, 医学博士

執　筆　者

今 井 秀 樹　東京医療保健大学東が丘・立川看護学部 教授, 博士(保健学)
　　　　　　　　　　　　　　　　[第2～4, 20, 21, 25, 30章, 確認問題]

草 間 朋 子　東京医療保健大学 副学長, 医学博士　[第1, 12～14, 24章]

高 木 晴 良　東京医療保健大学東が丘・立川看護学部 准教授
　　　　　　　　　　　　　　　　[第5～11, 15～19章, 確認問題]

松 本 和 史　東京医療保健大学東が丘・立川看護学部 講師, 修士(保健学)
　　　　　　　　　　　　　　　　[第22, 23, 26～29章]

(五十音順, [　] 執筆担当箇所)

目　　次

第Ⅰ部　数　学

第 1 章　量 の 表 現 ……3
1・1　計 数 と 計 量 ……3
1・2　量を表す単位 ……3
1・3　きわめて大きい数量，
　　　きわめて小さい数量の表し方 ……4

第 2 章　割　　合 ……5
2・1　分　　数 ……5
2・2　歩　　合 ……5
2・3　百 分 率 ……5
2・4　分数，歩合および百分率の関係 ……6
2・5　パーセンタイル ……6
2・6　"人口 10 万対" などの表現 ……6

第 3 章　等号と不等号 ……7
3・1　等号と 4 つの不等号 ……7
3・2　不等号の使用例 ……7

第 4 章　統 計 の 基 本 ……8
4・1　分 布 の 表 現 ……8
4・2　基本となる統計量 ……9

第Ⅱ部　物　理

第 5 章　原子とイオン ……15
5・1　原 子 の 構 造 ……15
5・2　原子量と物質量（モル）……15
5・3　電 子 殻 ……16
5・4　周 期 表 ……17
5・5　同 族 元 素 ……17
5・6　イオンの名称 ……18
5・7　イオン化傾向 ……19

第 6 章　固体・液体・気体 ……20
6・1　物 質 の 三 態 ……20
6・2　融点と融解熱，沸点と蒸発熱 ……21
6・3　融 解 と 凝 固 ……22
6・4　蒸発（気化）と凝縮（液化）……23
6・5　昇　　華 ……23
6・6　液化ガスと冷媒 ……24

第 7 章　密度と比重 ……25
7・1　密 度 と 比 重 ……25
7・2　浮　　力 ……26
7・3　水 中 体 重 法 ……26

第8章　力，重力，圧力 ···································· 28

8・1　力の三要素と力の単位 ······28	8・7　て　　こ ······32
8・2　運　動　の　法　則 ······28	8・8　重心と物体の安定 ······32
8・3　力の合成と分解 ······29	8・9　物　体　の　変　形 ······33
8・4　力のつり合い ······29	8・10　大気圧と水圧 ······34
8・5　摩　擦　力 ······30	8・11　圧力の単位 ······35
8・6　力のモーメント ······31	

第9章　電気と磁気 ···································· 37

9・1　電　　気 ······37	9・3　体内の電気信号と医療機器 ······46
9・2　磁　　気 ······41	

第10章　熱と温度 ···································· 49

10・1　絶対温度とセルシウス温度 ······49	10・4　熱の移動と保温 ······50
10・2　熱平衡と熱量 ······49	10・5　体温・体温調節の仕組み ······51
10・3　比熱と熱容量 ······50	10・6　体　温　計 ······52

第11章　エネルギー ···································· 53

11・1　仕事とエネルギー ······53	11・3　エントロピー ······54
11・2　エネルギー保存の法則 ······53	11・4　エネルギーの種類と変換効率 ······55

第12章　音　波（音） ···································· 56

12・1　音　波（音） ······56	12・4　音波の指向性（音場） ······58
12・2　音　の　三　要　素 ······56	12・5　医療領域での利用:
12・3　音波の速度（音速） ······57	超音波検査 ······58

第13章　光 ···································· 59

13・1　光　と　は ······59	13・3　光の速度（光速，光速度） ······61
13・2　光（可視光線）の性質 ······60	13・4　光の明るさ（照度） ······61

第14章　放　射　線 ···································· 62

14・1　自然放射線と人工放射線 ······62	14・4　医療領域の放射線利用 ······64
14・2　放射線の種類 ······62	14・5　放射線や放射性物質の量を
14・3　放射性同位元素と放射性物質 ······63	表す単位 ······65

第Ⅲ部　化　　学

第15章　物質の分類 ···································· 69

15・1　物質の分類 ······69	15・4　異　性　体 ······72
15・2　単体・化合物の結合の種類 ······70	15・5　無機化合物と有機化合物 ······73
15・3　化　学　式 ······71	

第16章　さまざまな有機化合物 ……………………………………………75
16・1　炭化水素 ………………75
16・2　官能基をもつ炭化水素 ………77
16・3　高分子化合物 ………83

第17章　水と電解質 ………………………………………………………86
17・1　水 の 性 質 ………………86
17・2　溶液の性質 ………………88
17・3　浸 透 圧 ………………90
17・4　コロイドの種類と特徴 ………91
17・5　電解質 ………………94
17・6　生 体 と 水 ………………94
17・7　生体と電解質 ………………96

第18章　酸 と 塩 基 ………………………………………………………98
18・1　酸・塩基と電離度 ………98
18・2　pH（水素イオン指数） ………99
18・3　中和反応と加水分解 ………100
18・4　緩 衝 作 用 ………………100

第19章　酸 化 と 還 元 ………………………………………………………102
19・1　酸化還元反応 ………………102
19・2　酸化剤と還元剤 ………………102
19・3　酸 化 防 止 剤 ………………103
19・4　燃　　焼 ………………103
19・5　酸化還元酵素 ………………104
19・6　細胞内の酸化還元反応 ………104

第Ⅳ部　生　　物

第20章　細胞の構造と機能 ………………………………………………107
20・1　細 胞 の 構 造 ………………107
20・2　細 胞 の 機 能 ………………110

第21章　からだの仕組みと働き ………………………………………114
21・1　組　　織 ………………114
21・2　臓 器 と 器 官 ………………115

第22章　栄養と消化・吸収 ………………………………………………116
22・1　栄　　養 ………………116
22・2　栄 養 素 ………………117
22・3　消 化 と 吸 収 ………………117
22・4　炭水化物の消化と吸収 ………119
22・5　脂質の消化と吸収 ………121
22・6　タンパク質の消化と吸収 ………121
22・7　ミネラル，ビタミン，
　　　　　水の吸収 ………………121

第23章　代 謝 と 呼 吸 ………………………………………………………122
23・1　代　　謝 ………………122
23・2　呼　　吸 ………………123
23・3　外呼吸（ガス交換） ………123
23・4　内 呼 吸 ………………125
23・5　基礎代謝とエネルギー量 ………129

第24章　循　　環 ………………………………………………………………132
24・1　体 内 循 環 ………………132
24・2　血 液 循 環 ………………133
24・3　リンパ液循環 ………………134

第25章 排　　泄 ·· 135
25・1 排　　便 ························135 　 25・3 不 感 蒸 泄 ························137
25・2 排　　尿 ························136

第26章 内分泌と外分泌 ······························ 138
26・1 内 分 泌 ························138 　 26・2 外 分 泌 ························141

第27章 微 生 物 ······································ 144
27・1 微 生 物 ························144 　 27・3 微生物の種類 ···················146
27・2 感染と感染症 ···················145

第28章 免　　疫 ······································ 153
28・1 免　　疫 ························153 　 28・4 獲 得 免 疫 ························155
28・2 病原微生物の侵入に対する 　　 28・5 免 疫 記 憶 ························156
　　　　生体のバリア機構 ············153 　 28・6 能動免疫と受動免疫 ··········157
28・3 自 然 免 疫 ························154

第29章 遺　　伝 ······································ 158
29・1 遺　　伝 ························158 　 29・5 体細胞分裂と減数分裂 ···········160
29・2 遺伝子，DNA，染色体の関係 ·····158 　 29・6 DNA の 複 製 ····················161
29・3 染 色 体 ························159 　 29・7 遺伝子の転写と翻訳 ···········161
29・4 DNA と RNA ···················159

第30章 個 体 の 死 ···································· 164
30・1 心 臓 死 ························164 　 30・4 安 楽 死 ························166
30・2 脳　　死 ························164 　 30・5 死亡診断書（死体検案書）··········168
30・3 尊 厳 死 ························166

確認問題 ··· 169
確認問題の解答 ··· 170
索　　引 ··· 171

第I部 数　学

　"数学"という言葉を耳にするとき，中学や高校で習った科目として思い出す人は多いだろうし，同時に苦手意識までもがよみがえってくる人もいるかもしれない．しかし現代の文明あるいは日常生活を発展させてきた数学を避けて通ることはできない．経済現象や自然現象の解析に数学は不可欠のものであったし，将来もそうあり続けるはずである．

　"近代看護教育の生みの親"ともよばれる英国人の看護師フローレンス・ナイチンゲール（Florence Nightingale, 1820〜1910）は幼いころから数学や統計学に興味をもち，特に，ケトレー指数（人の身長に対する理想的体重と実際の体重を比較する指数．別名 Body Mass Index, 略称 BMI）を発明したベルギー人の統計学者アドルフ・ケトレー（Adolphe Quetelet, 1796〜1874）を信奉していたといわれている．成人してのち，ナイチンゲールは英国政府によってクリミア戦争に派遣され，野戦病院の劣悪な衛生状態を目の当たりにする．彼女は統計に関する知識を駆使して英国軍兵士の死亡データを分析し，死因の多くが戦闘で受けた傷そのものではなく，病院に運ばれた後の治療や病院の衛生状態が十分でないことにあったことを明らかにした．また戦後，ケトレーが立ち上げた国際統計会議のロンドン大会において，病院における疾患や死因の統計モデルを提案したりもした．これらの彼女の功績により，英国軍兵士の衛生状態の向上のみならず，国際的に統一された保健統計指標までもが確立した．

　ナイチンゲールの功績は偉大であるが，そこでは難しい方程式や関数が使われていたわけではない．肝心なのは"ものの数え方"と"表現の仕方"の二つだけである．今でこそ国際疾病分類（International Classification of Diseases, 略称 ICD）に従って死因などに関する数値の国際比較が可能であるが，当時各病院でばらばらであった疾病の数え方が彼女により統一されたことは画期的であったといえよう．

またクリミア戦争後に，戦中の英国軍兵士の死亡状況がコレラによる死亡状況よりも悲惨であったことを円グラフや棒グラフを用いて表現し，当時の英国軍首脳たちにわかりやすく視覚的に訴えるのに成功したことも重要である（下図参照）．

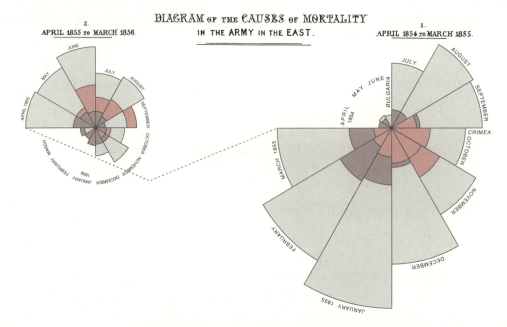

ナイチンゲールが兵士の死亡状況を説明する際に用いた図．各月ごとの死亡者数が面積で表現され，死因の違いが色で示されている．

第Ⅰ部で扱う"数学"では，臨床現場で使われる数値，あるいは保健統計に表記されている数値を読み解くうえで必要な基本的知識を学ぶ．また，これらの知識は将来自分の看護実践の成果を看護研究として発表する際にも不可欠なものになる． （今井秀樹）

1 量 の 表 現

1・1 計数と計量

医療の領域では，バイタルサイン（血圧，脈拍，体温，呼吸状態）などを計る（測る）ことが日常的に行われている．1，2，3… のように "数" を測ることを "計数"，重さや長さなどの "量" を測ることを "計量" という．

計数は，0 から始まり，つぎつぎと 1 を加えていく整数で表される．測る対象により，整数に，"人"，"個" などをつけて表記する．末梢血液中の赤血球や白血球の数や，細菌培地中のコロニー（細菌の塊）の数を数えるときなどに行う．

1・2 量を表す単位

計量された量（物理量）には，重さ，長さなどのそれぞれに固有な単位があり，国際的に統一された単位である**国際単位系**（**SI 単位系**; International System of Units）を用いて表現することが推奨されている．SI 単位系は表 1・1 に示す 7 つの基本単位（**SI 基本単位**）で構成されている．

表 1・1 に示した SI 基本単位を組合わせて，速さの単位としてのメートル毎秒（m/s）や，面積の単位としての平方メートル（m^2），密度の単位としてのキログラム毎立方メートル（kg/m^3）などとして使われる．

SI 基本単位を組合わせた量に対して表 1・2 に示す固有の名称（例示）と単位（**SI 組立単位**）を用いることが認められている．

医療領域では，従来から SI 単位とは別の単位が使われており，現在も次の単位が用いられている．

- L （リットル: 体積）
- mmHg （ミリメートルエッチジー: 圧力）
- Torr （トル: 圧力）
- kcal （キロカロリー: エネルギー）
- eV （電子ボルト: エネルギー）
- erg （エルグ: エネルギー）
- mEq/L （ミリイーキュー毎リットル: 電解質の量）

表 1・1　物理量の基本単位

物 理 量	単位名（記号）
長 さ	メートル （m）
質 量	キログラム （kg）
時 間	秒 （s）
電 流	アンペア （A）
熱力学温度	ケルビン （K）
光 度	カンデラ （cd）
物質量	モ ル （mol）

**表 1・2　SI 組立単位に対する
固有の名称の例**

物 理 量	単位名（記号）
平面角	ラジアン （rad）
周波数	ヘルツ （Hz）
力	ニュートン （N）
圧 力	パスカル （Pa）
エネルギー，熱量	ジュール （J）
仕事率	ワット （W）
電荷，電気量	クーロン （C）
電気抵抗	オーム （Ω）
磁束密度	テスラ （T）
セルシウス温度	セルシウス度 （℃）
照 度	ルクス （lx）
放射能の強さ	ベクレル （Bq）
吸収線量	グレイ （Gy）
等価線量，線量当量	シーベルト （Sv）
酵素活性	カタール （kat）

1・3 きわめて大きい数量，きわめて小さい数量の表し方

　医療の領域で日常的に使われている数量には，きわめて大きな数字や，きわめて小さな数字がある．このような場合には，ゼロがたくさん並んだ数値を，一見して間違いなく理解できるように，接頭語（**SI 接頭語**）や 10 の"べき乗"を使って表す（図 1・1，表 1・3）．

$$10^3 = 10 \times 10 \times 10$$

べき指数

$$10^{-3} = \frac{1}{10} \times \frac{1}{10} \times \frac{1}{10}$$

図 1・1　べき乗を使った数の表し方

　SI 接頭語，10 のべき乗数を使って表記した例を表 1・4 に示す．

表 1・3　SI 接頭語と 10 のべき乗数

名　称	記号	10 のべき乗数	名　称	記号	10 のべき乗数
ペ　タ	P	10^{15} (1,000,000,000,000,000)	デ　シ	d	10^{-1} (0.1)
テ　ラ	T	10^{12} (1,000,000,000,000)	センチ	c	10^{-2} (0.01)
ギ　ガ	G	10^9 (1,000,000,000)	ミ　リ	m	10^{-3} (0.001)
メ　ガ	M	10^6 (1,000,000)	マイクロ	μ	10^{-6} (0.000 001)
キ　ロ	k	10^3 (1,000)	ナ　ノ	n	10^{-9} (0.000 000 001)
ヘクト	h	10^2 (100)	ピ　コ	p	10^{-12} (0.000 000 000 001)
デ　カ	da	10 (10)	フェムト	f	10^{-15} (0.000 000 000 000 001)

表 1・4　SI 接頭語や 10 のべき乗数を使った量の表し方の例示

物　理　量	接頭語を使った表記	10 のべき乗数を使った表記
74,000,000 Bq	74 MBq（メガベクレル）	7.4×10^7 Bq
0.000 005 Sv	5 μSv（マイクロシーベルト）	5×10^{-6} Sv
0.000 000 000 000 09 L	90 fL（フェムトリットル）	9×10^{-14} L

2 割 合

割合とは，対象とする人あるいは物の数の全体の中に占める比を表したものである．たとえば，"A 市の人口に占める 65 歳以上の人の割合は…"，あるいは，"内部被曝検査を受け，結果が検出限界以下だった人の割合は…"などの用例がある．割合は以下に示す用語などを用いて表現される．

2・1 分 数

分数とは，分子の数を分母の数で割った結果を示したものである．分母は全体の数であり，分子は全体の中の対象とする物の数である．たとえば，$\frac{1}{3}$ は全体を 3 等分したものの中の 1 つを表す．

2・2 歩 合

歩合では，全体の数を 10 割として換算する．1 割は全体を 10 等分したものの 1 つを表す．1 割をさらに 10 等分したものの 1 つは 1 分，1 分をさらに 10 等分したものの 1 つは 1 厘と表す（表 2・1 参照）．たとえば，0.342 は 3 割 4 分 2 厘となる．

2・3 百 分 率

百分率では，全体の数を 100 % とする．1 % は全体を 100 等分したものの 1 つを表す．臨床検査の分野ではよく使われる単位である．

用例 1 ヘマトクリット値 45 %

血液を遠心分離した際，血球成分（赤血球，白血球および血小板）の占める体積の割合が 45 % であることを示す（図 2・1，⇨ コラム 1）．

> **コラム 1 ヘマトクリット値**
>
> かつてヘマトクリット値の測定には，図 2・1 に示すような内径 1 mm 程度のガラス製あるいは樹脂製の管を用いた．この管に血液を充填してから遠心分離し，長さを体積に読替えて計算していたのである．現在では，自動血球計数装置が普及し，この装置で測定した赤血球の体積と赤血球数からヘマトクリット値を算出している．

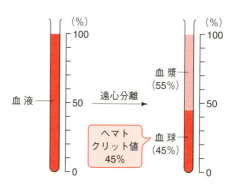

図 2・1 ヘマトクリット値の測定

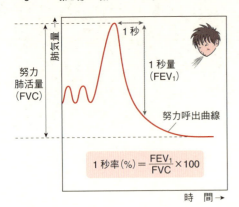

図2・2 1秒量と1秒率

用例 2 1秒率（FEV₁％）85％

努力して吐き出した呼気量（努力性肺活量；FVC）のうち，最初の1秒間に吐き出した呼気量（1秒量；FEV₁）の占める割合（1秒率）が85％であることを表す（図2・2）．

2・4 分数，歩合および百分率の関係

分数，歩合および百分率の関係を表2・1に示す．

表2・1 分数，歩合および百分率の対応

	割合の単位		
	分 数	歩 合	百分率
1	1	10割	100％
0.75	$\frac{3}{4}$	7割5分	75％
0.5	$\frac{1}{2}$	5割	50％
0.1	$\frac{1}{10}$	1割	10％
0.01	$\frac{1}{100}$	1分	1％
0.015	$\frac{15}{1000}$	1分5厘	1.5％

2・5 パーセンタイル

計算の方法は百分率と同じであるが，身長や体重などの数値が対象集団の中で下から何パーセントの位置にあるかを表現するときに**パーセンタイル**が用いられる．図2・3は乳児の発育曲線の例である．

2・6 "人口10万対"などの表現

本来であれば百分率で表現する数値であるが，実際の数字が非常に小さい場合に用いる．たとえば"人口10万対1"は全体を10万人としたときに，そのうちの1人が該当することを意味し，0.001％と同義である．保健統計の分野でよく用いられる．

図2・3 乳児（男子）の身体発育曲線
厚生労働省，乳幼児身体発育調査報告（2010）より．

用例 3 わが国の医師数は人口10万対240人である．

● 計算式

$$\text{人口10万対の医師数} = \frac{\text{医師の数}}{\text{10月1日現在の総人口}} \times 100{,}000$$

3 等号と不等号

3・1 等号と4つの不等号

等号（＝）は数値の大きさが同じであることを，**不等号**は数値あるいは数値の範囲の大小関係を表現する．"<" や ">" は左側にある数値の範囲（表3・1の例では a）には境界となる数値（表3・1の例では b）を含まないが，"≦" や "≧" はその境界となる数値を含む範囲を示す．表3・1に4つの不等号を示す．

表3・1 4つの不等号

不等号	使い方	意味
<	$a < b$	a は b 未満
≦	$a ≦ b$	a は b 以下
>	$a > b$	a は b より大きい
≧	$a ≧ b$	a は b 以上

3・2 不等号の使用例

生化学検査の項目のひとつであるヘモグロビン A1c（HbA1c）は過去1～2カ月間の末梢血液中の血糖値のレベルを反映し（⇨ コラム■），基準値を超えると糖尿病と診断される可能性がある．HbA1c の基準値（国際基準値：NGSP）は 6.2% 未満であるが，これを不等号で表現すると以下のようになる．

$$HbA1c 値 < 6.2\%$$

不等号を2つ組合わせて数値の範囲の上限と下限を示すことができる．たとえば，数値 x の範囲が "a 以上 b 未満" であることを以下のように表現する．

$$a ≦ x < b$$

血圧は収縮期血圧と拡張期血圧の2つの測定値を組合わせて "至適血圧"，"正常血圧"，"正常高値血圧"，"I度高血圧"，"II度高血圧" および "III度高血圧" のいずれかに分類される（図3・1）．

たとえば正常血圧は

　　収縮期血圧 120 mmHg 以上 130 mmHg 未満
　　　　　　　かつ
　　拡張期血圧 80 mmHg 以上 85 mmHg 未満

の範囲であるが，不等号を使って表現すると

　　120 mmHg ≦ 収縮期血圧の測定値 < 130 mmHg
　　　　　　　かつ
　　80 mmHg ≦ 拡張期血圧の測定値 < 85 mmHg

となる．ある患者の血圧測定値が収縮期血圧 160 mmHg，拡張期血圧 105 mmHg（図3・1中の×）であれば，その患者の血圧は "II度高血圧" と分類される．

コラム ■ HbA1c

赤血球に含まれるヘモグロビンは身体に酸素を運搬する．赤血球の寿命はおよそ 120日（4カ月）であり，この間にヘモグロビンは，血液内のグルコース（ブドウ糖）と少しずつ結びついて**糖化ヘモグロビン**（グリコヘモグロビン，HbA1c）となる．高血糖，すなわち余っている糖が多ければ多いほどすべてのヘモグロビンの中の HbA1c の割合が大きくなる．HbA1c の割合は，検査日から1～2カ月前の血糖の状態を反映している．

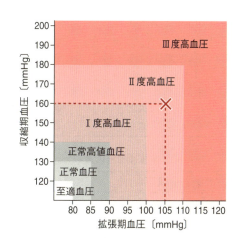

図3・1 高血圧の診断と分類　"高血圧治療ガイドライン 2014"（日本高血圧学会）より．

4 統計の基本

　ある集団（40人）の血圧（収縮期血圧および拡張期血圧，単位 mmHg）を測定したところ，表 4・1 のような結果が得られた．この例をもとにデータ処理について理解する．

表 4・1　40 人の血圧測定結果　単位は mmHg.

No.	収縮期血圧	拡張期血圧	No.	収縮期血圧	拡張期血圧	No.	収縮期血圧	拡張期血圧	No.	収縮期血圧	拡張期血圧
1	132	90	11	156	80	21	134	92	31	158	82
2	146	90	12	114	62	22	148	92	32	116	64
3	140	84	13	134	80	23	142	86	33	136	82
4	196	96	14	116	80	24	198	98	34	118	82
5	132	90	15	150	76	25	134	92	35	152	78
6	154	90	16	178	98	26	156	92	36	180	100
7	154	74	17	150	86	27	156	76	37	152	88
8	168	92	18	120	70	28	170	94	38	122	72
9	140	60	19	150	80	29	142	62	39	152	82
10	140	82	20	146	80	30	142	84	40	148	82

表 4・2　収縮期血圧の度数分布表

収縮期血圧〔mmHg〕	度数〔人〕
110 以上 120 未満	5
120 以上 130 未満	1
130 以上 140 未満	9
140 以上 150 未満	10
150 以上 160 未満	9
160 以上 170 未満	2
170 以上 180 未満	2
180 以上 190 未満	0
190 以上 200 未満	2

表 4・3　拡張期血圧の度数分布表

拡張期血圧〔mmHg〕	度数〔人〕
60 以上 70 未満	5
70 以上 80 未満	11
80 以上 90 未満	13
90 以上 100 未満	11
100 以上 110 未満	0

4・1　分布の表現
4・1・1　度数分布

　表 4・1 を見ただけではデータの傾向がわかりにくい．そこで，各測定値をまとめてカウントし，表 4・2（収縮期血圧）と表 4・3（拡張期血圧）のようにまとめるとその傾向がわかりやすくなる．このような表を**度数分布表**という．

　度数分布表のなかで血圧は 10 mmHg の幅で区切られているが，区切られた区分（収縮期血圧は 9 区分，拡張期血圧は 5 区分）を**階級**という．また，それぞれの階級に属するデータの数を**度数**という．

4・1・2　ヒストグラム

　度数分布表を**ヒストグラム**という棒グラフで表現すると，データの傾向を視覚的にとらえやすくなる．ヒストグラムの縦軸は度数（この場合は"人数"）である（図 4・1，図 4・2）．

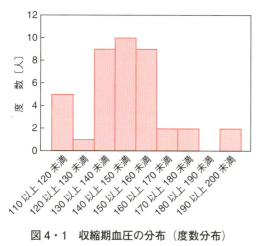
図4・1 収縮期血圧の分布（度数分布）

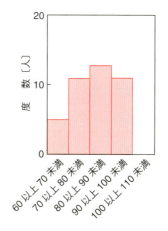
図4・2 拡張期血圧の分布（度数分布）

4・2 基本となる統計量
集団全体のデータの分布や集団の特徴を以下の**統計量**を用いて表す.

4・2・1 平均値
データの総和をデータの数で割った値が**平均値**である.

$$\text{平均値} = \frac{\text{データの総和}}{\text{データの数}}$$

表4・1の収縮期血圧および拡張期血圧のそれぞれの平均値は以下の計算式で求められる.

・収縮期血圧の平均値
 $= 40$人の収縮期血圧値の和 $\div 40$
 $= (132+146+\cdots+148) \div 40$
 $= 146.8$ 〔mmHg〕

・拡張期血圧の平均値
 $= 40$人の拡張期血圧値の和 $\div 40$
 $= (90+90+\cdots+82) \div 40$
 $= 83.0$ 〔mmHg〕

4・2・2 中央値
データを小さい順に（あるいは大きい順に）並べたときに中央にくる値を**中央値**（あるいは**メジアン**）という. データの数が偶数である場合は中央に並ぶ2つの数値の和の $\frac{1}{2}$ を中央値とする.

表 4・1　40 人の血圧測定結果　　単位は mmHg.

No.	収縮期血圧	拡張期血圧	No.	収縮期血圧	拡張期血圧	No.	収縮期血圧	拡張期血圧	No.	収縮期血圧	拡張期血圧
1	132	90	11	156	80	21	134	92	31	158	82
2	146	90	12	114	62	22	148	92	32	116	64
3	140	84	13	134	80	23	142	86	33	136	82
4	196	96	14	116	80	24	198	98	34	118	82
5	132	90	15	150	76	25	134	92	35	152	78
6	154	90	16	178	98	26	156	92	36	180	100
7	154	74	17	150	86	27	156	76	37	152	88
8	168	92	18	120	70	28	170	94	38	122	72
9	140	60	19	150	80	29	142	62	39	152	82
10	140	82	20	146	80	30	142	84	40	148	82

　表 4・1 のデータでは，収縮期血圧の小さい方から 20 番目は No.20 の 146，21 番目は No.22 の 148 なので，収縮期血圧の中央値は

$$(146 + 148) \div 2 = 147 \,〔\text{mmHg}〕$$

となる．一方，拡張期血圧の小さい方から 20 番目は No.40 の 82，21 番目は No.30 の 84 なので，拡張期血圧の中央値は，

$$(82 + 84) \div 2 = 83 \,〔\text{mmHg}〕$$

となる．

4・2・3　分散，標準偏差

　臨床検査などの数値は，平均値を中心にデータが分布する．その分布の広がりを示す値が**分散**と**標準偏差**である（⇨ **コラム❶**）．ある n 個のデータの値を x_1, x_2, …, x_n とし，さらにこれらの平均値を $\bar{x}$ とするとき，分散は以下の式で求められる．

$$\text{分散} = \frac{1}{n}\{(x_1-\bar{x})^2 + (x_2-\bar{x})^2 + \cdots + (x_n-\bar{x})^2\}$$

標準偏差は以下の式で求める．

$$\text{標準偏差} = \sqrt{\text{分散}}$$

　表 4・1 のデータから，収縮期血圧および拡張期血圧の分散と標準偏差を算出すると以下のようになる．

・収縮期血圧の分散

$$= \frac{1}{40}\{(132-146.8)^2 + \cdots + (148-146.8)^2\}$$

$$= 387.0$$

コラム❶　偏差値

　ある値が全体の中でどれくらいの位置にいるかを表す指標．たとえば，個々の試験の難易度の違いに左右されずに，生徒の学力を判定するために利用される．計算式は以下のとおりである．平均点は必ず偏差値 50 となり，平均点より高得点であれば偏差値は 50 より大きい数値となる．

$$\text{偏差値} = \frac{(\text{得点} - \text{平均点}) \times 10}{\text{標準偏差}} + 50$$

- 収縮期血圧の標準偏差 = $\sqrt{387.0}$ = 19.7
- 拡張期血圧の分散

$$= \frac{1}{40}\{(90-83.0)^2+\cdots+(82-83.0)^2\}$$
$$= 102.4$$

- 拡張期血圧の標準偏差 = $\sqrt{102.4}$ = 10.1

　平均値を棒グラフで表現する際に標準偏差をバーで添えると，分布の度合いが視覚的に把握できる（図4・3参照）．すなわち，平均値の両側の幅広い範囲に散らばっているデータは標準偏差が大きく，平均値付近にデータが集まっている場合は標準偏差が小さい．

表 4・4　平均値は等しいが分布の広がりが異なるデータの例

No.	グループ A	グループ B
1	10	51
2	20	52
3	30	53
4	40	54
5	50	55
6	60	55
7	70	56
8	80	57
9	90	58
10	100	59
平均値	55	55
標準偏差	28.7	2.4

　たとえば，表4・4の例では，それぞれ10個のデータからなるグループAおよびグループBともに平均値は55で等しいが，分布の広がりが異なるため，それが標準偏差に表れている（図4・3）．

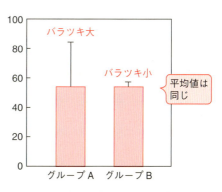

図4・3　グループAとグループBの平均値と標準偏差

第Ⅱ部　物　理

　物理学は，自然界に存在することは体感できるが目には見えない"物"の"理"論を考える学問である．具体的には，電気や磁気，力，熱など，常に私たちの身の回りに存在して"エネルギー"とよばれているものが対象であり，"エネルギーの法則性"に関する学問ともいえる．

　古くは紀元前のギリシャ時代，アルキメデス（Archimedes, B.C. 287 ごろ〜 212）が，自分が風呂に入ったときにあふれる水を見て"アルキメデスの原理"を，17 世紀にはニュートン（Isaac Newton, 1642〜1727）が，木から落ちるリンゴを見て"万有引力の法則"を発見したとされている．このように，身近に起きている自然現象を説明し，さらには利用するために"法則"としてまとめたものが"物理学"である．

　"力を加えて物を動かす"，"熱を加えて温度を上げる"，"光で物を照らす"，"電気で機器を利用する"など，身近なさまざまな場面で，すべて物理の法則が成り立っている．もちろん，物理の法則を知らなくても日常生活には問題ない場面も多いが，"より効率的にするにはどうするか"，"普段と少し条件が変わった場合にはどう対処すればよいか"などを判断するためには，基本的な物理の法則を知っていることが重要になる．たとえば，"500 W で 3 分温めること"と指示があるお弁当を，700 W の電子レンジで何分温めればよいのかを考えるときに，物理の法則を知っていれば，小学生の算数の計算で答えを求めることができる．

　日常生活で，自分に対してしか影響が及ばない行為であれば，ある程度の誤差は許容できたとしても，看護の実践現場で患者さんに対して看護を提供していく場合には，少しの誤差が大きなミスにつながりかねない．看護職としては，基本的な物理の法則を理解し，誤差を生じさせない能力を身につけることが不可欠である．

　医療の現場には，心電計や超音波検査器などのベッドサイドで使用

するものから，CT（コンピューター断層撮影装置）やMRI（磁気共鳴画像診断装置）などの大きな装置まで，物理の法則を利用した検査機器であふれている．基本的な物理の法則に関心をもち理解することで，これらの機器の測定原理などが理解でき，患者さんに測定前に説明するときや質問を受けた際にも自信をもって対応できる．

物理学を英訳すると"physics"だが，その語源はギリシャ語の"自然学"であるとされている．物理学者は"physicist"と訳されるが，これが"physician"になると内科医のことになる．この2つの単語が似ているのは，身体の回りの自然そのものを考えるのが物理学者であり，身体内の自然な動きや機能を考えるのが内科医だからである．このような観点から考えても，医学と物理学は昔から深い関係があるといえる．

なお，"原子とイオン"などは物質の構造であり，化学の範囲とも考えられるが，本書では物理学の原理を理解する前提知識として必要であると考え，この章で説明する． （高木晴良）

5 原子とイオン

5・1 原子の構造

すべての物質は**元素**の組合わせでできており，各元素はそれぞれ対応する**原子**により構成されている．原子の中心には ＋（プラス）の電気を帯びた**陽子**とそれを結びつける**中性子**でできた**原子核**があり，その周りを −（マイナス）の電気を帯びた**電子**（**軌道電子**）が回っている（図 5・1）．

元素の種類により原子核を構成する陽子の数は一定であり，これを**原子番号**という．一方，中性子の数は必ずしも一定ではなく，同じ元素でも中性子の数が異なる**同位体**が存在する．複数の同位体を区別するためには，元素記号の左上に**質量数**（陽子の数と中性子の数の和），左下に原子番号を記入し，炭素であれば $^{12}_{6}C$ のように表現する．

原子核に存在する陽子と，周囲に存在する電子（軌道電子）の数は等しく，原子は電気的に中性である．何らかの理由で電子が増減すると，原子全体でプラスやマイナスの電気（電荷）を帯びるようになり，それぞれを**陽イオン**（プラスイオン），**陰イオン**（マイナスイオン）とよぶ．

5・2 原子量と物質量（モル）

陽子の数と中性子の数を足した数値を質量数といい，原子の相対的な重さである**原子量**とほぼ等しい（図 5・2 a，⇨ コラム❶）．また，その原子から派生したイオンの重さも質量数とほぼ等しい．これは，陽子と中性子の重さがほぼ等しいのに対して，電子の重さは陽子の $\frac{1}{1840}$ 程度と軽いために，電子の増減による重さの変化は無視できるからである．

原子 1 つの重さはとても小さいので，通常は原子が 6.02×10^{23}（アボガドロ数）個集まった状態を考え，これを **1 mol**（モル）という単位として取扱う（図 5・2 b）．これは，各原子が 1 mol（6.02×10^{23} 個）集まると，それぞれの質量数に g を付けた重さになり，わかりやすいからである．

原子はつながり合って特定の形の原子集団（**分子**）と

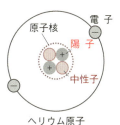

図 5・1 原子の構造

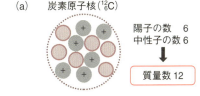

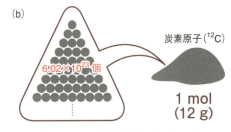

図 5・2 質量数と物質量（モル）
炭素を例として示す．

コラム❶ 質量数と原子量

原子核に存在する陽子の数と中性子の数の和を**質量数**という．実際は，各原子には中性子の数が異なる同位体が存在するため，原子量は質量数の平均値となり，小数点の部分が生じる．

なることもあり，各分子 1 mol は，その分子を構成する原子の原子量の合計（分子量）に g を付けた重さになる．

また，"同温・同圧・同体積の気体の中には，気体の種類によらずに，同じ数の分子が存在する" という**アボガドロの法則**によれば，**標準状態**（0 ℃，1 気圧）の気体 22.4 L の中には，気体の分子が常に 1 mol 存在し，分子量に g を付けた重さになる．

5・3 電 子 殻

原子核の周りを回る電子は，無秩序に飛び回っているのではなく，**電子殻**とよばれる複数のコース（軌道）を回っている．電子殻は内側から K，L，M，N 殻…と名称が付けられており，電子の数に合わせて内側から順に埋まっていく（図 5・3）．1 つの電子殻の電子が 8 つ（K 殻だけは 2 つ）になると次の電子殻に入るようになる．

たとえば，原子番号が 3（リチウム），11（ナトリウム），19（カリウム）などの元素は，最も外側の殻に電子が 1 つだけ存在する状態である．逆に，原子番号が 9（フッ素），17（塩素）などの元素は，最も外側の殻の電子が 7 つであり，安定するには 1 つ足りない状態である．なお，この最も外側の電子殻（**最外殻**）の電子は，イオンの状態などを決めるための重要な電子であり，特別に**価電子**といい区別する．

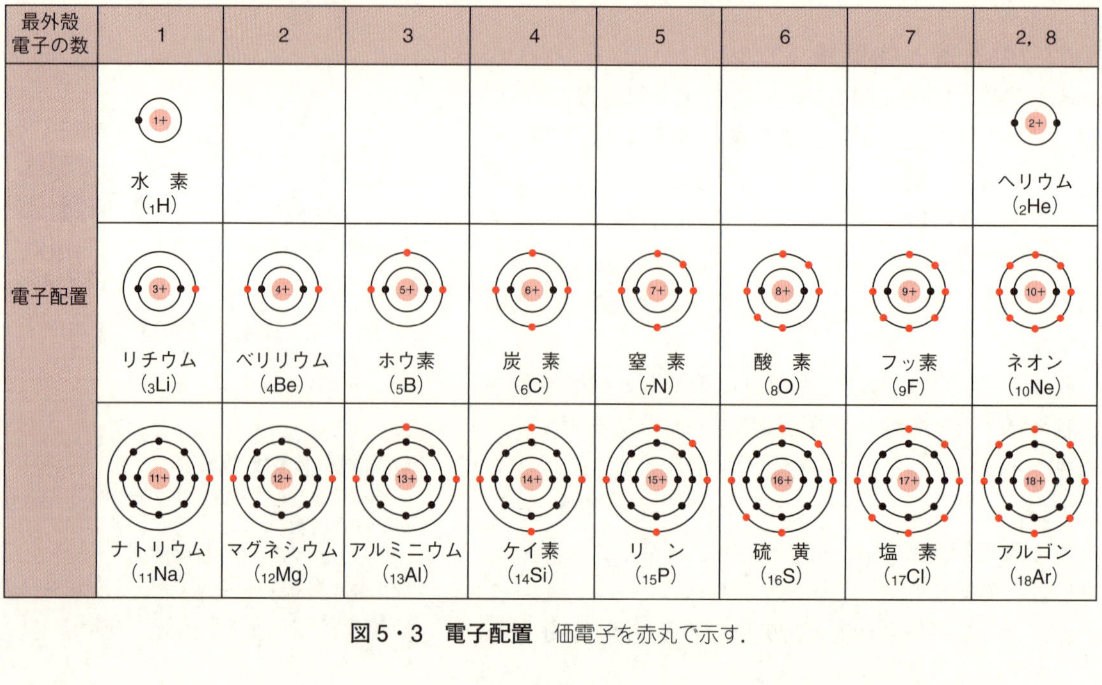

最外殻電子の数	1	2	3	4	5	6	7	2, 8
電子配置	水 素 ($_1$H)							ヘリウム ($_2$He)
	リチウム ($_3$Li)	ベリリウム ($_4$Be)	ホウ素 ($_5$B)	炭 素 ($_6$C)	窒 素 ($_7$N)	酸 素 ($_8$O)	フッ素 ($_9$F)	ネオン ($_{10}$Ne)
	ナトリウム ($_{11}$Na)	マグネシウム ($_{12}$Mg)	アルミニウム ($_{13}$Al)	ケイ素 ($_{14}$Si)	リ ン ($_{15}$P)	硫 黄 ($_{16}$S)	塩 素 ($_{17}$Cl)	アルゴン ($_{18}$Ar)

図 5・3 電子配置 価電子を赤丸で示す．

族 1 ... 18

<!-- 元素の周期表 -->

凡例:
元素名 → 水素
原子番号 → 1H ← 元素記号
原子量 → 1.008

周期＼族	1	2	3	4	5	6	7	8	9	10	11	12	13	14	15	16	17	18
1	水素 1H 1.008																	ヘリウム 2He 4.003
2	リチウム 3Li 6.941	ベリリウム 4Be 9.012											ホウ素 5B 10.81	炭素 6C 12.01	窒素 7N 14.01	酸素 8O 16.00	フッ素 9F 19.00	ネオン 10Ne 20.18
3	ナトリウム 11Na 22.99	マグネシウム 12Mg 24.31											アルミニウム 13Al 26.98	ケイ素 14Si 28.09	リン 15P 30.97	硫黄 16S 32.07	塩素 17Cl 35.45	アルゴン 18Ar 39.95
4	カリウム 19K 39.10	カルシウム 20Ca 40.08	スカンジウム 21Sc 44.96	チタン 22Ti 47.87	バナジウム 23V 50.94	クロム 24Cr 52.00	マンガン 25Mn 54.94	鉄 26Fe 55.85	コバルト 27Co 58.93	ニッケル 28Ni 58.69	銅 29Cu 63.55	亜鉛 30Zn 65.38	ガリウム 31Ga 69.72	ゲルマニウム 32Ge 72.63	ヒ素 33As 74.92	セレン 34Se 78.97	臭素 35Br 79.90	クリプトン 36Kr 83.80
5	ルビジウム 37Rb 85.47	ストロンチウム 38Sr 87.62	イットリウム 39Y 88.91	ジルコニウム 40Zr 91.22	ニオブ 41Nb 92.91	モリブデン 42Mo 95.95	テクネチウム 43Tc (99)	ルテニウム 44Ru 101.1	ロジウム 45Rh 102.9	パラジウム 46Pd 106.4	銀 47Ag 107.9	カドミウム 48Cd 112.4	インジウム 49In 114.8	スズ 50Sn 118.7	アンチモン 51Sb 121.8	テルル 52Te 127.6	ヨウ素 53I 126.9	キセノン 54Xe 131.3
6	セシウム 55Cs 132.9	バリウム 56Ba 137.3	ランタノイド 57~71	ハフニウム 72Hf 178.5	タンタル 73Ta 180.9	タングステン 74W 183.8	レニウム 75Re 186.2	オスミウム 76Os 190.2	イリジウム 77Ir 192.2	白金 78Pt 195.1	金 79Au 197.0	水銀 80Hg 200.6	タリウム 81Tl 204.4	鉛 82Pb 207.2	ビスマス 83Bi 209.0	ポロニウム 84Po (210)	アスタチン 85At (210)	ラドン 86Rn (222)
7	フランシウム 87Fr (223)	ラジウム 88Ra (226)	アクチノイド 89~103	ラザホージウム 104Rf (267)	ドブニウム 105Db (268)	シーボーギウム 106Sg (271)	ボーリウム 107Bh (272)	ハッシウム 108Hs (277)	マイトネリウム 109Mt (276)	ダームスタチウム 110Ds (281)	レントゲニウム 111Rg (280)	コペルニシウム 112Cn (285)	ニホニウム 113Nh (284)	フレロビウム 114Fl (289)	モスコビウム 115Mc (288)	リバモリウム 116Lv (293)	テネシン 117Ts (293)	オガネソン 118Og (294)

ランタノイド	ランタン 57La 138.9	セリウム 58Ce 140.1	プラセオジム 59Pr 140.9	ネオジム 60Nd 144.2	プロメチウム 61Pm (145)	サマリウム 62Sm 150.4	ユウロピウム 63Eu 152.0	ガドリニウム 64Gd 157.3	テルビウム 65Tb 158.9	ジスプロシウム 66Dy 162.5	ホルミウム 67Ho 164.9	エルビウム 68Er 167.3	ツリウム 69Tm 168.9	イッテルビウム 70Yb 173.0	ルテチウム 71Lu 175.0
アクチノイド	アクチニウム 89Ac (227)	トリウム 90Th 232.0	プロトアクチニウム 91Pa 231.0	ウラン 92U 238.0	ネプツニウム 93Np (237)	プルトニウム 94Pu (239)	アメリシウム 95Am (243)	キュリウム 96Cm (247)	バークリウム 97Bk (247)	カリホルニウム 98Cf (252)	アインスタイニウム 99Es (252)	フェルミウム 100Fm (257)	メンデレビウム 101Md (258)	ノーベリウム 102No (259)	ローレンシウム 103Lr (262)

図5・4　元素の周期表　🟥: 非金属元素（単体は気体），🟥: 非金属元素（単体は液体），⬜: 非金属元素（単体は固体），その他は金属元素

5・4 周 期 表

自然界には約 90 種類の元素が確認されており，人工的な元素も加えると 118 種類あると考えられている（⇨ コラム 2）．これらの元素を原子番号順（陽子数の順）に並べたものを**周期表**という（図5・4）．水素を除くと，右上が気体で，左下に向かって順に非金属，金属となっている．

> **コラム 2　ニホニウム**
>
> 113 番目の元素は日本人の研究チームにより発見され，2016 年に国際純正・応用化学連合（IUPAC）により**ニホニウム**（nihonium），元素記号 Nh と命名された．

5・5 同族元素

周期表では縦に同じ特徴をもつ元素が並ぶことが知られており，**同族元素**といわれている（図5・5）．同族元素では価電子の数が同じであり，イオン化する際の価数も同じになるために，化学的な特徴が等しくなると考えられている．

a. アルカリ金属元素（図5・5の ①）　　価電子数 1 の元素は 1 族に分類され，**アルカリ金属元素**といわれる．1 つだけある価電子が邪魔なためにこの電子を周りに与えやすく，電子が 1 つ減ることから，+1 価のイオンになりやすい元素である．

18　第II部　物　　理

族	1	2	3	4	5	6	7	8	9	10	11	12	13	14	15	16	17	18
価電子数	1	2											3	4	5	6	7	2,8
	1 H																	2 He
	3 Li	4 Be											5 B	6 C	7 N	8 O	9 F	10 Ne
	11 Na	12 Mg											13 Al	14 Si	15 P	16 S	17 Cl	18 Ar
	19 K	20 Ca	21 Sc	22 Ti	23 V	24 Cr	25 Mn	26 Fe	27 Co	28 Ni	29 Cu	30 Zn	31 Ga	32 Ge	33 As	34 Se	35 Br	36 Kr
	37 Rb	38 Sr	39 Y	40 Zr	41 Nb	42 Mo	43 Tc	44 Ru	45 Rh	46 Pd	47 Ag	48 Cd	49 In	50 Sn	51 Sb	52 Te	53 I	54 Xe
	55 Cs	56 Ba	ランタノイド	72 Hf	73 Ta	74 W	75 Re	76 Os	77 Ir	78 Pt	79 Au	80 Hg	81 Tl	82 Pb	83 Bi	84 Po	85 At	86 Rn
	87 Fr	88 Ra	アクチノイド	104 Rf	105 Db	106 Sg	107 Bh	108 Hs	109 Mt	110 Ds	111 Rg	112 Cn	113 Nh	114 Fl	115 Mc	116 Lv	117 Ts	118 Og

アルカリ土類金属　②ハロゲン　④遷移元素　①アルカリ金属　③貴ガス

図5・5　総称をもつ元素群

b. ハロゲン元素（図5・5の②）　価電子数7の元素は17族に分類され，**ハロゲン元素**といわれる．価電子が7つで安定するためには1つ足りないために周りから電子を受け入れやすく，電子が1つ増えることから，−1価のイオンになりやすい元素である．

c. 貴ガス（図5・5の③）　価電子数2または8の元素は**貴ガス**といわれ，最外殻電子の数が安定しているためにイオンになりにくく，原子がそのまま分子となっている．

d. 遷移元素（図5・5の④）　同族元素のなかでも3〜11族は**遷移元素**といい，それ以外の主要族元素と区別することがある．遷移元素では，（原子番号が増えて）電子の数が増えてもその増加した電子が最外殻に入らずに，内側の電子殻を飛び回る電子の隙間に入ることが多いために，価電子が増加するとは限らない．そのため，イオンのなり方が複雑になっており，Fe^{2+}とFe^{3+}やCu^+とCu^{2+}のように，条件によって2種類のイオンになる原子も多く存在する（⇨ **コラム3**）．

5・6　イオンの名称（表5・1）

陽イオンは，主として金属の原子がそのままイオンになった**単原子イオン**が多く，陰イオンは，複数の原子が結合した**原子団**（⇨ **コラム4**）が全体として電気を帯びた**多原子イオン**が多い．

コラム3　イオン式
Fe^{2+}のように，元素記号の右上にイオンの価数（増減した電子の個数）と正負の符号を付けたものを**イオン式**とよぶ.

コラム4　原子団
"$SO_4{}^{2-}$"のように，複数の原子が共有結合（§15・2 参照）でしっかりと結びついて，全体として一塊のイオンになっている場合，これらを**原子団**という.

第5章　原子とイオン　　19

　単原子イオンの陽イオンの名称は，水素イオンのように，元素名にそのまま"イオン"を付ける．ただし，鉄イオンのように，複数のイオンになるものは，鉄（3+）イオンのように，イオンの価数を算用数字で示して区別する．

　陰イオンの場合には，塩化物イオンのように，"化物イオン"を付けることで区別する．

　多原子イオンは，それぞれ固有の名称をもっているが，硫酸イオン（SO_4^{2-}）と亜硫酸イオン（SO_3^{2-}）などのように原子団の中の酸素の数が減ると，"亜"が名称の頭に付く．

表5・1　陽イオンと陰イオンの例

陽イオンの例 （主として金属イオン）		陰イオンの例 （主として酸素・塩素のイオン）	
水素イオン	H^+	塩化物イオン	Cl^-
ナトリウムイオン	Na^+	水酸化物イオン	OH^-
カリウムイオン	K^+	硝酸イオン	NO_3^-
カルシウムイオン	Ca^{2+}	硫酸イオン	SO_4^{2-}
マグネシウムイオン	Mg^{2+}	炭酸イオン	CO_3^{2-}
銀イオン	Ag^+	塩素酸イオン	ClO_3^-
亜鉛イオン	Zn^{2+}	酢酸イオン	CH_3COO^-
銅イオン	Cu^+, Cu^{2+}	炭酸水素イオン	HCO_3^-
鉄イオン	Fe^{2+}, Fe^{3+}	亜硝酸イオン	NO_2^-
アルミニウムイオン	Al^{3+}	亜硫酸イオン	SO_3^{2-}
アンモニウムイオン	NH_4^+	次亜塩素酸イオン	ClO^-

5・7　イオン化傾向

　金属元素の種類によって，イオンになりやすさが異なる．これを（金属の）イオン化傾向とよぶ（図5・6）．

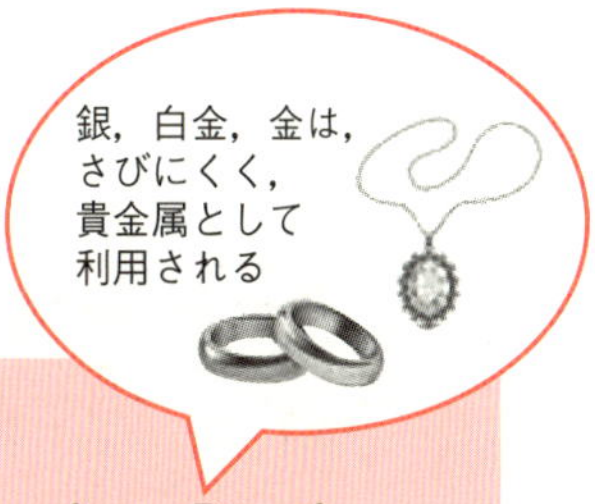

銀，白金，金は，さびにくく，貴金属として利用される

大　←──　イオン化傾向　──→　小

K, Ca, Na, Mg, Al, Zn, Fe, Ni, Sn, Pb, (H), Cu, Hg, Ag, Pt, Au

図5・6　おもな金属のイオン化傾向

　イオン化傾向の大きな金属は陽イオンになりやすく，さまざまな場面で化学的な変化を生じやすい．金（Au），白金（Pt），銀（Ag）などのようにイオン化傾向が小さい金属は，化学的な変化が生じにくいため，さびにくく，貴金属として利用されている．

6 固体・液体・気体

6・1 物質の三態

　私たちの身近にある"水"が，そのときの環境中の温度によって"氷（固体）"や"湯（液体）"，"水蒸気（気体）"になることはよく知られているが，自然界にある物質はどの物質も同じように，温度によりその状態が変化する．**固体**，**液体**，**気体**の3つの状態のことを物質の三態という（図6・1）．

6・1・1 固　　体

　固体は，物質を構成する分子が規則正しく並び，**結晶構造**になっているため，外から力が加わっても形が変化しにくく，体積も変わらない．分子自身はその温度に相応する熱運動（振動）をしているが，分子間の力が強いので一定の形が保たれている．

6・1・2 液　　体

　液体は，物質を構成する分子の熱運動が激しくなって，結晶構造が崩れ，自由に動き始めた状態であり，入れ物により形はさまざまに変化するが，体積はあまり変わらない．

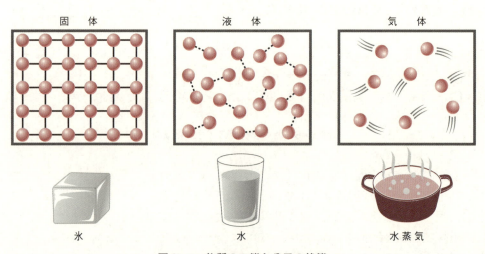

図6・1　物質の三態と分子の状態

6・1・3 気体

気体は,物質を構成する分子の熱運動がさらに激しくなって自由に飛び回り始めた状態であり,形も体積も条件によってさまざまに変化する(ボイル・シャルルの法則,図6・2).

● ボイル・シャルルの法則

気体の体積は,温度が一定のときには圧力に反比例し(**ボイルの法則**),圧力が一定のときには絶対温度(§10・1参照)に比例する(**シャルルの法則**).

6・1・4 物理変化と化学変化

固体・液体・気体という形状や体積,温度などのように,物質の状態のみが変わる変化を**物理変化**という.水が温度によって,固体から液体,気体に変化した場合でも,分子レベルではすべて H_2O であり,原子間の結合が変化しているわけではない.一方で,原子間の結び付きが変わる変化を**化学変化**といい,燃焼,さびなどの酸化還元反応などがある(第19章 参照).

化学変化は,温度で反応速度が変化するという特徴があり,一般に温度が10℃上がると反応速度が約2倍速くなると考えられている.また,反応物質の表面積(粒子の細かさなど),濃度,酸性かアルカリ性かなどでも反応速度が変化する.

また,白金などの**触媒**には,自分自身は変化しないが,他の分子の化学反応の速度を変化させる働きがある.

6・2 融点と融解熱,沸点と蒸発熱

固体から液体,気体への変化を,"水"を例にして観察してみよう.

温度が低いときは固体の"氷"の状態であるが,熱量を加えることで温度が上昇し,0℃になると氷が溶け始める(図6・3①).この固体が液体に変わり始めるときの温度を**融点**(**融解点**)といい,それぞれの物質で一定である.

"氷"が溶け始めると,すべての"氷"が溶け終わるまでは熱量を加えても温度は上がらない.これは,このときに加えた熱量が,"**融解**"といわれる状態の変化,つまり,固体を液体に変化させるのにすべて利用されるからである.物質1gの固体をすべて1gの液体にす

(a) ボイルの法則

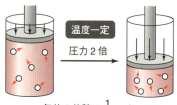

気体の体積は $\frac{1}{2}$ になる

(b) シャルルの法則

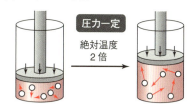

気体の体積も2倍になる

図6・2 ボイル・シャルルの法則

表6・1 物質の融点と1気圧時の沸点など

物質名	融点〔℃〕	融解熱〔J/g〕	沸点〔℃〕	蒸発熱〔J/g〕
水	0	333.6	100	2259.1
エタノール	−114.5	109.0	78.3	837.9
水　銀	−38.8	11.6	356.7	289.6
鉄	1538	270.4	2862	6088.3
二酸化炭素†	−78.5	572.6	−78.5	572.6
窒　素	−210.0	25.7	−195.8	199.1

† 二酸化炭素は昇華するため、融点と沸点が等しくなる。

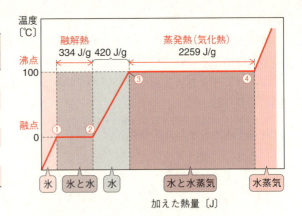

図6・3 1gの氷の熱量による温度変化

るために必要な熱量をその物質の**融解熱**といい，水の場合には約334 J/gである．〔熱量の単位J（ジュール）については§9・1・6参照．〕

すべての氷が0℃の"水"になると（図6・3 ②），今度は加えた熱量により"水"の温度が上昇し始め，100℃になると**沸騰**が始まる（図6・3 ③）．この沸騰により液体が気体に変わり続けるときの温度を**沸点**といい，1気圧の下ではそれぞれの物質で一定である（表6・1）．

沸騰が始まると，すべての"水"が"水蒸気"に変わるまでは熱量を加えても温度は上がらない．これは，このときに加えた熱量が，"**蒸発（気化）**"といわれる状態の変化，つまり液体を気体に変化させるのにすべて利用されるからである．物質1gの液体をすべて1gの気体にするのに必要な熱量をその物質の**蒸発熱（気化熱）**といい，水の場合には約2259 J/gである（図6・3 ④）．

6・3 融解と凝固

状態の変化は，融解，蒸発だけでなく，図6・4のように温度が上昇する**吸熱反応**，温度が低下する**放熱反応**に合わせていくつかの反応があり，それぞれ名称が付いている．

このなかでも，**融解**と**凝固**は，その温度が等しく（**融解点＝凝固点**），その変化の際に吸収する熱（**融解熱**）と放出する熱（**凝固熱**）は等しいという特徴がある．

なお，純粋な水の凝固点は0℃であるが，食塩や砂糖などの不揮発性の物質が溶けていると，その濃度に応じて凝固点の温度は下がる．この現象を**凝固点降下**とよ

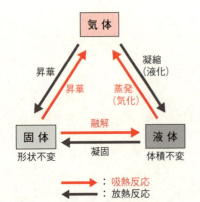

図6・4 状態の変化

ぶ．降雪時の道路面に凍結防止剤や融雪剤として塩化カルシウムなどが利用されるのは，凝固点を下げることで氷点下でも凍らないようにするためである．また，氷に食塩をかけると 0 ℃以下に冷やせるのも，図 6・3 の融点が下がったと考えればわかりやすい．同じ原理で，氷嚢（ひょうのう）などを作るときに，氷水に食塩を混ぜれば温度を 0 ℃以下に下げることも可能であるが，食塩を入れすぎると −20 ℃近くまで下がってしまう可能性もあるので注意が必要である．

6・4　蒸発（気化）と凝縮（液化）

　蒸発（気化）に関しては，沸点以下の温度のときに液体の表面で静かに起こる**蒸発**と，沸点で液体の内部からも激しく起こる**沸騰**がある．沸点は周りの気圧により影響され，気圧が高いと（ギュッと押さえつけられて，気泡ができにくくなるので）沸点が高くなり，気圧が低いと沸点が低くなる．たとえば，水の沸点は，1 atm（1 気圧）では 100 ℃だが，2 atm で 120 ℃，0.5 atm では 80 ℃になる．圧力鍋を利用すると食品が短時間で軟らかく煮えるのは，気圧を高くして高温で煮ているためであり，高圧蒸気滅菌なども同じ原理で 100 ℃以上の高温で滅菌している．

　凝縮（液化）は，気体が冷やされて液体になる現象のことである．冷水を入れたコップの周りなどが曇るときのように，空気中の水蒸気が冷やされて水滴になるのはこの現象である．冬に室内の壁などに発生するものは**結露**とよばれ，放置するとカビの原因となるので除湿，暖房などの対策が必要になる．また，電子機器を冷暗所から暖かい部屋に持ってきた場合には，機器内に結露が生じて故障の原因となることもあるので，注意が必要である．

6・5　昇　　華

　固体から直接気体に変化する（または，気体から直接固体に変化する）現象は**昇華**といわれる．これは，ドライアイスが二酸化炭素に変化するときに，融解と蒸発が同時に起こると考えればよい．なお，気体が直接固体になる身近な例としては，雪がある．空気中の水蒸気が，液体になってから固体になった場合には，雹（ひょう）や霰（あられ）になるが，昇華して直接固体になった場合のみ雪となる．雹や

霰の結晶が粒状なのに対して，雪の結晶がきれいな六角形をしているのは，液体にならずに直接結晶になっているからである．

6・6 液化ガスと冷媒

一般的には，温度が変化することにより物質の状態が変化するわけだが，温度が一定でも圧力をかけることで状態を変化させることもできる．たとえば，沸点より高い温度であれば，通常は気体であるが，一定以上の圧力をかけることで液体にすることができる．このようにしてつくられた液体を**液化ガス**という（表6・2）．なお，このときの温度を，液体に変化させることができる限界という意味で**臨界温度**，圧力を**臨界圧力**という．

表6・2 各種液化ガスの特性

	融点 〔℃〕	沸点 〔℃〕	臨界温度 〔℃〕	臨界圧力 〔atm〕
二酸化炭素	−78.5	−78.5	31.0	72.8
プロパン	−188	−42.1	96.7	41.9
フロン 12	−154.8	−29.7	111.7	39.5
ジメチルエーテル	−141.5	−24.8	127.0	52.6
アンモニア	−77.7	−33.5	132.4	112.0
窒素	−210.0	−195.8	−147.0	33.5

プロパンやジメチルエーテルなどは可燃性であるため，火気の近くでは利用できないという欠点はあるものの，液化ガスをつくれる範囲（沸点〜臨界温度）に常温が含まれているので，圧力をかけて液化ガスを作成しやすく，身近なエーロゾル製品によく利用されている．

また，冷蔵庫やエアコンなどの機器の内部では，圧縮した液化ガスが気化するときに周囲から熱を吸収する性質を利用して冷やしているため（図6・5），**冷媒**といわれる液化ガスが重要になっている．

皮膚に塗ったエタノールが蒸発するときにヒンヤリするのを経験したことがあると思うが，基本的には同じ原理である．

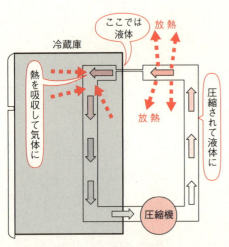

図6・5 冷蔵庫の仕組み

7 密度と比重

7・1 密度と比重

金属には，針金のように延びる"延性"や金箔のように広がる"展性"があり，"メタリック"とよばれる金属光沢をもち，熱や電気の良導体であるなど共通の特徴がある．しかし，同じ金属でも金のように重いものもあれば，アルミニウムのように軽いものもある．これは**密度**（体積当たりの質量）が物質により異なるからである．たとえば，金は 19.3 g/cm^3 であるのに対して，鉄は 7.9 g/cm^3，アルミニウムは 2.7 g/cm^3 であり，金とアルミニウムでは同じ体積の重さ，すなわち密度は 7 倍以上違う（図 7・1）．アルミニウムのように密度が 4 g/cm^3 より小さい金属は**軽金属**といわれ，ナトリウム 0.97 g/cm^3 やカリウム 0.86 g/cm^3，リチウム 0.53 g/cm^3 のように水（1 g/cm^3）より軽い金属もある（⇨ **コラム❶**）．

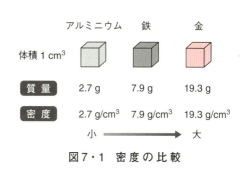

図7・1 密度の比較

物質の体積と質量から，密度は次の式で求められる．

$$密度 \, [\mathrm{g/cm^3}] = \frac{質量 \, [\mathrm{g}]}{体積 \, [\mathrm{cm^3}]}$$

一般に，温度が上がると"同じ質量のままで体積が大きくなる"ので密度が小さくなる．温度が上がると分子の熱運動が激しくなるので分子間隔が広くなって体積が増えるからである．（なお，水は極性が強いので，0 ℃ よりも温度の高い 4 ℃ のときに最も密度が大きく，1 g/cm^3 になる．）

日常的にはそれぞれの物質の"密度"の代わりに，同じ体積の水の何倍重いかを表した**比重**（水と比べた重さ）が用いられる．たとえば，人間が息を吸ったときの比重は 0.945，息を吐いたときの比重は 1.025 であり，息を吸った状態であれば水に浮くが，息を吐くと沈んでしまうことになる．

また，生理食塩水は食塩（NaCl）が溶けているので，純水よりも密度が少し大きくなり，比重にすると 1.006 である．ブドウ糖（グルコース）5％ 溶液であれば，さらに比重が増えて 1.019 程度になる．なお，日本人の

コラム❶ 骨密度

骨に含まれるミネラルの量を g/cm^3 で表したものを**骨密度**（Bone Mineral Density）という．ただし通常は，骨密度が減少しているかどうかをわかりやすくするために，最も骨密度が大きい若年成人平均値（YAM; Young Adult Mean）に対する割合（％）で示すことが多い．骨密度が 80％ 以上は特に心配ないが，70～79％ はやや低下気味であり，70％ 未満は精密検査の必要性があると考えられている．

なお，骨密度は骨に含まれるミネラル量を表しており，実際の骨の重さと体積から密度を計算しているわけではない．

骨密度の測定には，**DEXA法**（Dual Energy X-ray Absorptiometry: 誤差は少ないが，エネルギーが異なる 2 種類のエックス線による吸収差で測定するために，放射線被曝を伴う），**超音波法**（超音波でかかとの骨の骨密度を測定するため，短時間で簡便に検査できるが信頼性が少し低い）などがある．なお近年は，CT（Computed Tomography）を利用して測定する **CT 法**も使われている．

血液比重の標準範囲は，男性では 1.052〜1.060，女性では 1.049〜1.056，尿比重は，1.010〜1.030 である．

密度としては，国際単位（SI 単位）である kg/m³ が使われることもあるので，比重 1 = 1 g/cm³ = 1000 kg/m³ という関係を覚えておく必要がある．

7・2 浮　力（図7・2）

鉄の塊のように水よりも比重の大きいものでも，箱状の形にして見かけの体積を大きくし**浮力**を利用することにより，水に浮かべることができる．同じ重さでも物質全体の見かけの体積を増やすことにより，平均密度を下げることができるため，平均密度を水の密度である 1 g/cm³ 未満になるような形状にすれば，水に浮くことになる．

実際に物質を液体に浮かせるためには，物質全体の平均密度ではなく，液体に沈んでいる部分の体積が重要である．"液体の中で物体にかかる浮力は，その物体が排除した液体の重さに等しい"ということがわかっており，これを**アルキメデスの原理**という．たとえば，貨物船は積み荷が重いときは深く沈むために，水の中に沈んでいる部分の体積が大きくなり，より大きな浮力を得て，重くなった船体の重さを支えることが可能になる．

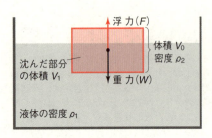

積み荷が重くなると浮力は大きくなる

図7・2　重力と浮力

$$F = 浮力〔N〕 = \rho_1 g V_1$$
$$W = 重力〔N〕 = \rho_2 g V_0$$

ρ_1 = 液体の密度〔kg/m³〕，ρ_2 = 物体の密度〔kg/m³〕，g = 重力加速度（9.8 m/s²），V_0 = 物体の体積〔m³〕，V_1 = 沈んでいる部分の物体の体積〔m³〕

7・3 水中体重法

水中体重法は，体脂肪率（体内の脂肪の割合）の間接的測定法のなかで最も実際に近い数値を求めることができる方法と考えられている（体内の脂肪量を直接測定することはできない）．アルキメデスの原理を利用して身体全体の体積を測定し，そこから平均密度（体密度）を求める方法である．

まず，空気中の体重と水中の体重の差から浮力を計算して，身体全体の体積を求める．空気中の体重を身体全体の体積で割ると，身体の平均密度を求めることができる．脂肪部分の比重は 0.90，非脂肪部分の比重は 1.10

とされているので，これをもとに次の **Siri の式**や
Brozek の式に代入して体脂肪率を推定する．

　なお，肺に空気が入っているとその分浮力が増加するので，水中では息を吐き切らなければいけない．吐き切ったとしても残気があり，腸内ガスもあるので，必要であればその分を補正する．（残気量は，男子：肺活量×0.24，女子：肺活量×0.28，腸内ガスは 100 cm^3 など．）

身体全体の体積〔cm^3〕

$$= \frac{空気中の体重 - 水中の体重}{水の密度} - 残気量 - 100$$

$$体密度〔g/cm^3〕= \frac{空気中の体重}{身体全体の体積}$$

● **体脂肪率**

（Siri の式）
$$脂肪率（\%）= \left(\frac{4.95}{体密度} - 4.50 \right) \times 100$$

（Brozek の式）
$$脂肪率（\%）= \left(\frac{4.570}{体密度} - 4.142 \right) \times 100$$

8 力，重力，圧力

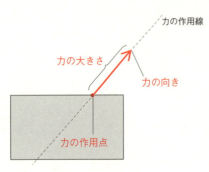

図 8・1 力の三要素

8・1 力の三要素と力の単位

私たちが物体に力を加えるときには，無意識に次の3つを判断している．

1) どこに力を加えるか（**力の作用点**）
2) どの向きに力を加えるか（**力の向き**）
3) どのくらいの力を加えるか（**力の大きさ**）

これらを**力の三要素**といい，図 8・1 のように矢印1つですべてを表現することができる．

"力"の大きさを表す単位として，**N（ニュートン）**が使われる．物理の世界では，"力は物体に速度の変化（加速度）をもたらすもの"として定義されており，1 N とは"1 kg の物体に，加速度1メートル毎秒毎秒〔m/s^2〕を生じさせる力の大きさ"と決められている．しかし，身近に感じるためには，1 kg 重（地球上で 1 kg の物体を支えている力）＝ 9.8 N であるので，"1 N は 102 g 重であり，約 100 g の物体を支える力"と考えると理解しやすい．（加速度 1 m/s^2 は，1 秒ごとに速度が秒速 1 m ずつ増加する状態である．）

8・2 運動の法則

力は物体に速度の変化をもたらすものと定義される．したがって，力が働かない場合には，物体の運動や向きは変わらない．つまり，力が働かない場合には，"静止しているものはそのまま静止を続け，動いているものは等速度運動を続ける"ことになる．これを**慣性の法則**または，**運動の第1法則**という．

力を加えた場合は，物体の運動や向き（加速度）が変わる．同じ質量のときに，加わる力が大きくなれば加速度が大きくなるという比例関係にあり，同じ力のときに，質量が大きくなれば加速度が小さくなるという反比例の関係にある．つまり，"加速度の大きさは加えた力の大きさに比例し，物体の質量に反比例する"．これを**運動の第2法則**といい，数式（運動方程式）で表すと

$F(\text{力}) = m \times a$（質量×加速度）

となる．

実際に物体を押してみると，押した手に圧力（押し返してくる力）を感じるはずである．A から B に力をかける（**作用**）と，必ず B から A にも同じ大きさの力がかかる（**反作用**）．つまり，"作用と反作用は，同一作用線上で，大きさが等しく，向きが反対" である．これを **作用・反作用の法則**，または **運動の第3法則** という．

8・3 力の合成と分解

ある物体に2つの力が加わったときは，図 8・2（a）のように "2 つの力の矢印をもとにしてつくった平行四辺形の対角線の方向に，対角線の大きさの合力が1種類だけ発生する"．これを **平行四辺形の法則** という．

逆に，1 つの力を2 つに分解するときには，"1 つの力の矢印を対角線とする平行四辺形の2 つの辺をもとにして，無数の分力の組合わせが発生する"（図 8・2 b）．これも平行四辺形の法則である．平行四辺形の法則で考えれば，二人で力を合わせて物体を動かす場合には，二人の力の向きがなるべく同じになるようにする（2 力間の角度を小さくする）と，同じ力の大きさで大きな合力を得ることができるため，効率的に動かすことができる．

なお，分力の組合わせ自体は無限にあるが，2 つの分力のうちの1 つが決まると，もう片方は必ず1 つに決まる．たとえば，図 8・2（b）でもとの力を2 つの力に分けるとき，片方が分力 A に決まれば，平行四辺形の法則でもう片方は分力 B になる．また，分力1 に対応するのは，同様に分力2 以外には考えられない．言葉で書くとわかりにくいが，通常の足し算（3+5=8 と1 種類に決まる），引き算（8 を2 つに分ける組合わせは無限にあるが，片方が2 あるいは3 ならもう片方は必ず6 あるいは5 と決まる）と同じである．

8・4 力のつり合い

ある物体に2 つの力が加わっているときに，その合力が0 になっている状態を "2 つの力がつり合っている" という．つまり，物体に外から力がかかっていても動かないとき（物体が動いている場合は速度が変わらないとき）が **つり合っている** ときである．

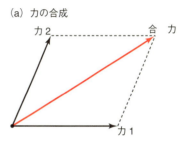

(a) 力の合成

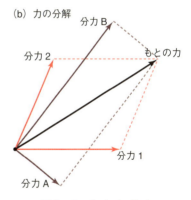

(b) 力の分解

図 8・2 合力と分力

(a) 2力がつり合っていない状態

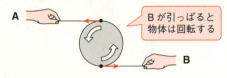

(b) 2力がつり合った状態

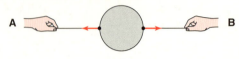

図8・3　2力のつり合い

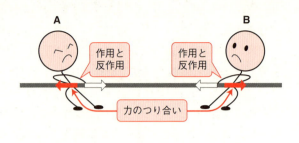

図8・4　つり合いと作用・反作用

　2つの力がつり合うためには，以下の3つの条件が必要である．

　1) 2つの力の大きさが等しい．
　2) 2つの力の向きが反対である．
　3) 2つの力の向きが同じ直線（作用線）上にある．

　特に，3) を忘れがちであるが，図8・3のような場合を想像するとよい．物体が回転するということは動いているので，(a) の状態ではつり合っているとはいえない．(b) の状態になってはじめてつり合っているといえる．

　"つり合い" の条件と，"作用・反作用" とは，一見同じに見えるが，A⇒BとB⇒Aの関係が作用・反作用であり，A⇒CとB⇒Cの関係が2つの力のつり合いなので，区別する必要がある．たとえば，A君とB君が綱引きをしている場合を考えれば，A君が綱を引く力（⇐）と，綱がA君を引く力（⇒）は作用・反作用であり，A君が綱を引く力（⇐）とB君が綱を引く力（⇒）が等しく，綱がどちらにも動かなければつり合いの関係である（図8・4）．

8・5　摩擦力

　床に置いてある物体に力を加えて動かそうとしても，力が小さいうちは動かない．外から力を加えているのに動かないということは，別の力が発生して外からの力（外力）とつり合っているからである．このような力を**摩擦力**という（図8・5）．

　摩擦力には，物体が静止している間に発生する**静止摩擦力**と動き出したときに発生する**動摩擦力**がある．静止摩擦力は図8・5 (a) のように外力と同じ大きさで，

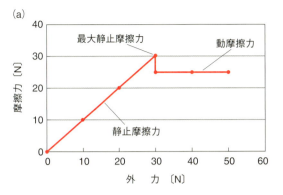
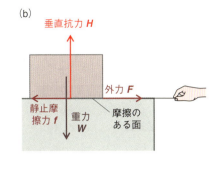

図 8・5 摩擦力 外力が小さいうちは，静止摩擦力と外力がつり合って物体は動かない．外力が最大静止摩擦力を超えると，物体は動き出す．

同じ直線上で 180 度反対向きに発生するので，両者はつり合って物体は動かない．**最大静止摩擦力**を超えた外力が生じると，物体は動き出し，動摩擦力が発生するようになる．動摩擦力は最大静止摩擦力より必ず小さい．動摩擦力には，滑り動摩擦力と，さらに小さい転がり動摩擦力がある．

最大静止摩擦力は，接触面の状態（**摩擦係数 μ**）および摩擦面を垂直に押しつける力（**垂直抗力 H**）で決まり，底面積には無関係である．なぜなら，底面積が 2 倍になると，単位面積当たりの垂直抗力が $\frac{1}{2}$ になるからである．

> 最大静止摩擦力〔N〕
>   ＝ 摩擦係数（μ）× 垂直抗力（H）

摩擦係数は，たとえば氷では小さく，ゴムでは大きい．垂直抗力は水平面では重力と等しい．

なお，外力は重心に対して底面と平行にかけるのが最も効率的である．外力が重心からずれると，外力の一部が物体を回転させるモーメントとして無駄に消費されるからである．

8・6 力のモーメント

物体を回転させる働きのことを**モーメント**といい，右回りのモーメントと左回りのモーメントがある．モーメントは，支点から作用点までの距離〔m〕とそこに（支点からの直線に対して）垂直に発生する力の大きさ〔N〕から計算することができ，単位は **N·m**（ニュートンメー

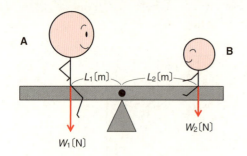

図8・6 シーソーと力のモーメント
シーソーがつりあっているとき，
$W_1 \times L_1 = W_2 \times L_2$

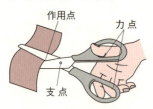
(a) 第1種てこ（はさみ）

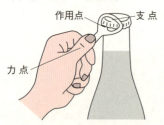
(b) 第2種てこ（栓抜き）

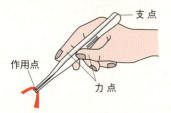
(c) 第3種てこ（ピンセット）

図8・7 3種類のてこ

トル）を使う．

　左回りのモーメント＝右回りのモーメントの状態であれば，つり合って回転しない．たとえば，シーソーで遊ぶときに，体重が軽い子供でも端の方に乗ればつり合うのは，支点からの距離が大きくなればモーメントが大きくなるためである（図8・6）．

8・7 て　こ

　モーメントをうまく利用した身近な道具にてこがある．私たちの周りでは，以下のように用途に合わせて3種類のてこが使われている（図8・7）．

1) **第1種てこ**（例：はさみ）：支点が中央にあり，小さい力を大きな力に変えることができるが，大きな動きは小さな動きになる．
2) **第2種てこ**（例：栓抜き）：支点が最も遠い端にあり，小さい力を大きな力に変えることができるが，大きな動きは小さな動きになる．
3) **第3種てこ**（例：ピンセット）：支点が最も近い端にあり，大きな力を小さな力に変えることができるが，小さな動きは大きな動きになる．

8・8 重心と物体の安定

　地球上の物体には，すべて**重力**がかかっている．地球上の重力 F〔N〕の大きさは，質量 m〔kg〕に地球の**重力加速度**（物理では g という記号が使われる．具体的には 9.8 m/s^2）をかけた大きさ（$F = mg$）で，1 kg 重（地球上で 1 kg の物体を支えている力）＝ 9.8 N である．つまり，地球は地球上のすべてのものを質量 1 kg 当たり 9.8 N の力で引っ張っている．これらの力は，物質の質量に比例することが知られている万有引力によるもので，質量の小さい月の表面では，引っ張る力も当然小さくなる．実際には，月の重力加速度は約 1.6 m/s^2 と地球の $\frac{1}{6}$ であり，そのため"月では地球の $\frac{1}{6}$ の重さになる"などと紹介されている．

　重心とは，物体に働く重力の合力の作用点のことである．重心で支えた物体は，つり合った状態で静止する．また，重心は常に吊り下げた位置の真下にくるので，別々の2箇所で吊り下げれば，重心の位置を簡単に探すことができる．ただし，ドーナツのように，重心が常に物

体の内部にあるとは限らないので注意が必要である．

物体が安定するための条件は，1) 質量が大きいこと，2) 重心が低いこと，3) 基底面積が広いことである．両足を開いても底面積は変わらないのに安定度が変わるのは，基底面積が変わるからである（図8・8）．安定した作業を行うためには，両足を少し開いて基底面積を広くし，腰を少し落として重心を下げ，両足の間に重心が来るようにするとよい（⇨ コラム**1**）．

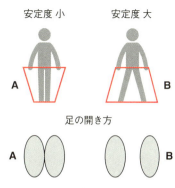

図8・8 物体の安定度

8・9 物体の変形

物体に外から力を加えると，その力の大きさや方向に対応して，伸びや縮み，ずれなどの**変形**が生じる．

粘土などを指で押すと，押した部分がへこむが，もとに戻らない（不可逆性）変形を**塑性変形**という．

一方，ゴムやバネなどのように，外からの力がなくなるともとに戻る（可逆性）変形を**弾性変形**という．しかし，弾性変形をする輪ゴムも，より大きな力がかかると切れてしまい もとには戻らなくなり，塑性変形を生じてしまう．

すべての物質には，その物質に応じた**弾性限界**があり，それ以上の外力がかかると塑性変形をする．つまり，粘土が塑性変形し，ゴムが弾性変形をするように思えたのは，粘土の弾性限界が低く，ゴムの弾性限界が高かったからにほかならない．

物質が弾性変形をしている間は，外力の大きさと変形の大きさが比例する（**フックの法則**）．この法則はバネばかりとして利用されている（図8・9）．

> **コラム1　ボディメカニクス**
>
> 力学的原理を応用した看護・介護技術を**ボディメカニクス**とよぶ．無理のない姿勢のまま，最小の労力で作業を行うので疲労が少なく，腰痛予防にもなるため，広く取入れられている．実施の際には以下のようなポイントに気をつける．
> ・基底面積を広くして，重心を低くする．
> ・患者にできる限り接近し，重心を近づける．
> ・膝や肘を支点にし，てこの原理を応用する．
> ・水平移動を心掛け，上下運動が必要な場合には膝の屈伸を利用するなど大きな筋肉を使う．
> ・手足を曲げ，患者の身体を小さくまとめる．
> ・患者に正対する（身体をねじらない）．

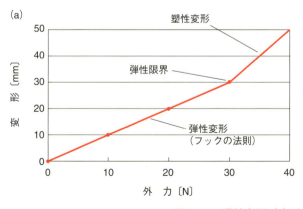 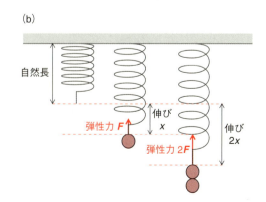

図8・9 弾性変形（a）とフックの法則（b）

8・10 大気圧と水圧

膨らませたゴム風船を水中に沈めると，周囲から水の圧力（**水圧**）がかかるので体積が小さくなる．さらに深く沈めると，水圧は水深に比例して大きくなるので，体積はさらに小さくなる．一方，**大気圧**は高度が上昇するほど低くなる．一見，水圧と関係が逆に思えるが，地球の外から観察すれば，大気の層に深く沈むほど大気圧が高くなるということであり，理屈は同じである．

簡単に考えれば，水圧も大気圧も，物体の上に水や空気がどれだけ積み重なっているかによって決まる（図 8・10）．たとえば，20 ℃ で 1 atm の空気を 1 辺が 1 m の立方体の大きさにすると，このときの密度は 1.2 kg/m³ であり，質量は約 1.2 kg になる．質量 1.2 kg であれば，重力 $F = mg$ なので，このときにこの立方体の下の面積（1 m²）にかかる力は

$$1.2 \text{ kg} \times 9.8 \text{ m/s}^2 = 11.8 \text{ N}$$

である．圧力の単位としての Pa（パスカル）は，1 m² に 1 N の力がかかっている状態で（§8・11 参照），立方体の下の面積（1 m²）にかかる圧力は 11.8 Pa である．

1 atm は，

$$1013 \text{ hPa（ヘクトパスカル）} \fallingdotseq 101{,}325 \text{ Pa}$$

なので（h は 10^2 を示す），地表から見ると，一辺が 1 m の立方体の空気が物体（地球）の上に約 1 万個重なっ

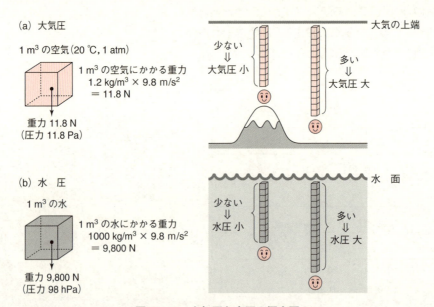

図 8・10　大気圧と水圧の概念図

ている状態である．一般的に，標高が 1 m 上がると 10 Pa 気圧が減少するといわれているのも，この空気の立方体が 1 つ分減るからである．

　水の場合も同様に，1 辺が 1 m の立方体の大きさにすると約 1000 kg になり，このときにこの立方体の下にかかる圧力は 9800 Pa = 98 hPa である．つまり，水の圧力だけを考えた場合であれば，10 m 潜ると立方体 10 個分 = 980 hPa の圧力がかかる．ただし，通常は水面には大気圧がかかっているので，その分を追加すると水深 1 m の水圧は

　　　　1013 hPa + 98 hPa = 1111 hPa

であり，水深 10 m の水圧は

　　　　1013 hPa + 980 hPa = 1993 hPa

となる．

　このように圧力は，物体の密度に関係しているので，液体の圧力は次の式を用いて計算する．

液体の圧力〔Pa〕= $\rho g h$（+101,325）〔Pa〕

ρ = 液体の密度〔kg/m³〕，g = 重力加速度 = 9.8 m/s²
h = 深さ〔m〕

8・11　圧力の単位

　圧力の単位としてはおもに **Pa（パスカル）** が使われ，1 Pa は "1 m² に 1 N の力がかかっている状態" を示す（図 8・11，⇨ コラム **2**）．そのほかにも状況に応じ

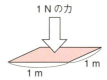

図 8・11　1 Pa（パスカル）の大きさ

コラム ❷　大気圧と等圧線

　天気図では，同じ気圧の地点を結んだ線が 4 hPa ごとに引かれており，これを**等圧線**という．

　下降気流が生じている地域は，大気圧が高く，雲が発生しにくいので，天気がよい（天気図では高気圧として描かれる）．一方，上昇気流が生じている地域は，積乱雲などの雲が発生しやすく，大気圧が低くなるため，天気が悪くなる（天気図では低気圧として描かれる）．

　高気圧と低気圧の等圧線の間隔が狭い地域は，大気圧の差が大きいので，高気圧から低気圧に向かって強い風が吹いている．ただし，地球の自転によって発生する**コリオリの力**により，高気圧からは時計回りの方向に吹き出し，低気圧には反時計回りの方向に吹き込んでいるため（右図），強い低気圧である台風の周りでは，反時計回りの雨雲が観察できる（南半球では反対向きになる）．

　なお，天気図では基本単位 Pa の 1000 倍を示す kPa ではなく，100 倍を示す hPa が使われているが，これは 1991 年以前に使われていたミリバール〔mb〕という単位と数値の桁数を同じにするためである．

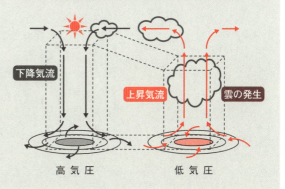

コラム❸ 血圧測定の原理

血圧は，心臓が全身に血液を送り出すとき，動脈の血管壁に加わる圧力である．心室が収縮するときの圧力が最も高いので，これを**最高血圧（収縮期血圧）**，心室が拡張するときの圧力が最も低いので，これを**最低血圧（拡張期血圧）**とよぶ．

血圧計で測定する場合には，上腕部に巻いた腕帯（マンシェットまたはカフ）の中に空気を入れることで血管を圧迫して血流を一時的に止めた後，徐々に排気して血管を抑える圧力を減らしながら，聴診器で**コロトコフ音**が聞こえ始めたとき（最高血圧）と聞こえなくなったとき（最低血圧）の圧力を測定する．コロ

トコフ音は，圧迫された血管内を血流が通るときの血流の乱れによる雑音だと考えられているため，最初に血流が通り始めるときの圧力が最高血圧，圧迫による血管の変形がなくなり，音がしなくなったときの圧力が最低血圧である．

なお，デジタル血圧計の場合には，脈拍による振動幅の変化を圧力センサーで感知する**オシロメトリック法**による測定が行われている．最初に血流が通り始めるときに振動幅が急に大きくなるため，その時点の圧力を最高血圧，逆に振動幅が急に小さくなる時点の圧力を最低血圧としている．

てさまざまな単位が使われている．

生体内の圧力の単位としては，mmHg（ミリメートルエッチジー）と Torr（トル）も使用されている．もともとは，1 気圧のときに水銀（Hg）柱が 760 mm になることを利用したもので，

$$1 \text{ atm} = 760 \text{ mmHg} = 760 \text{ Torr}$$

であり，

$$1 \text{ mmHg} = 133.3224 \text{ Pa}$$

である．なお，血圧に関しては mmHg のみを使用することになっている（⇨ コラム❸）．

9 電気と磁気

9・1 電 気

電気は，動かない電気である**静電気**と，動く電気である**電流**に分けることができる（図9・1）．さらに，静電気には**プラスの電気**（正電荷）と**マイナスの電気**（負電荷）があり，電流には乾電池に代表される**直流**（DC）と家庭用コンセントに代表される**交流**（AC）の2種類がある．

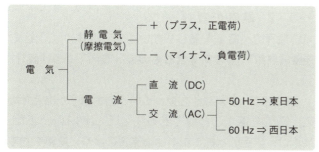

図9・1 電気の種類 DC: Direct Current, AC: Alternating Current

9・1・1 静 電 気

電気を通さない物質（**絶縁体**）を2種類摩擦させると，**摩擦電気**が発生し，プラスを帯びる物質とマイナスを帯びる物質に分かれる．このとき，物質の組合わせによって，図9・2のようにプラスを帯びやすい物質と，マイナスを帯びやすい物質があり，これを**帯電序列**（帯電列）という．帯電の仕方は2種類の物質の相対的な序列によるため，ガラスとの組合わせではマイナスに帯電する木綿も，アクリルとの組合わせではプラスに帯電する．また，序列が離れているほど，帯電しやすい．

静電気には，同種の電気は反発し（**反発力**），異種の電気は引き合う（**引力**）という特徴がある（**クーロンの法則**）．髪の毛を下敷きで擦ると下敷きに吸い付くのは，それぞれが別の電気を帯びているからである．

物質が濡れており電気が流れやすい状態では静電気を帯びにくいが，逆に，湿度が低い冬に，肌が乾燥した状態で，羊毛とアクリルなどの化学繊維の洋服を着用する

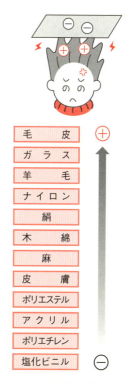

図9・2 摩擦の帯電序列

38   第Ⅱ部 物　理

コラム 1 医療現場の静電気対策

　医療現場などで衣類や体表面などにたまった静電気が放電されると，患者さんに不快な思いをさせるだけでなく，医療機器に悪影響を及ぼす可能性もあり，静電気対策は重要である．

　静電気を発生させないためには，衣類を木綿や絹など帯電序列の近い素材の組合わせにする，静電気防止スプレーや帯電防止剤の入った洗剤や保湿クリームなどを利用するなどの対策が考えられる．

　また，発生した静電気を速やかに外部に放電するためには，靴底に導電性のあるサンダルをはいたり，静電気除去機能のあるブレスレットやキーホルダーなどを使用したり，あらかじめ放電プレートに触わる*などの方法がある．また，部屋の湿度を保つことで，静電気が発生しにくく，空気中に放電しやすい環境にすることも可能である．

　　* 指先などの先端部分から金属などの導電性の高い物質に対して一度に大量に放電する場合には痛みを感じるが，導電率の低い放電プレートに手のひらで触わる場合には，ゆっくり少しずつ放電されるので痛みは感じないですむ．

と，擦れて静電気が起こりやすい（⇨ コラム 1）．

9・1・2　電気の導体

　自然界で，電気を通しやすいもの（**導体**）は，**金属，炭素（黒鉛），イオンを含むもの**の3種類である（表9・1）．

　金属では，金属結合を担っている自由電子があるために，電気を通すことができる（§15・2 参照）．また，炭素は，黒鉛の状態であれば炭素棒のように電気を通すが，ダイヤモンドでは電気を通さない．イオンを含むものは，イオン自体が移動することによって電気を通すことができる．そのため，酸・塩基はもちろん，雨水や水道水，海水のようにミネラルを含む自然水やヒトなどの生物は電気を通すことになる．また，大地の中にもイオンがあるために電気を通す．

　一方，プラスチックやゴム，油やアルコールなどは電気を通さないので，**不導体**または**絶縁体**という．

表9・1　導体と不導体

● **導体の例**
- 各種金属： 金，銀，銅，アルミニウムなど
- 炭　　素： 黒鉛
- イ オ ン： 酸，アルカリ
　　　　　　雨水，海水などの自然水
　　　　　　水道水
　　　　　　ヒトなどの生物
　　　　　　大地（地球）

● **不導体（絶縁体）の例**
　プラスチック，ゴム，油，アルコールなど

9・1・3　直　　流

　乾電池のように，常にプラスからマイナスに向かって，同じ大きさで流れている電気を**直流**という．電気を流すための圧力（**電圧**）が大きいと，たくさんの電気（電流）が流れ，電気の流れを邪魔するもの（**抵抗**）が大きいと少ない電気（電流）しか流れなくなる．この関係を数式に表したものが**オームの法則**である．

オームの法則
　　電圧〔V〕 = 電流〔A〕× 抵抗〔Ω〕

電気は目に見えないので，電気を水の流れとして考えるとわかりやすくなる（電圧＝水圧，電流＝水流）．たとえば，分かれ道では，通りやすい（抵抗が小さい）方に多くの電流が流れることも，水流と同じである．

電流は，電子がマイナスからプラスに向かって流れることによって生じており，電気の流れと電子の流れは反対である．なお，ほとんどの電化製品には直流が使われているので，コンセントの交流をACアダプターで直流に変換している．

なお，乾電池を使うときは，プラスとマイナスの逆接続に注意するだけでなく，新しい電池と古い電池，マンガン乾電池とアルカリ乾電池など，いろいろな種類の電池を混ぜて使わないことにも注意が必要である．

9・1・4 交　流

家庭用のコンセントでは，電池と違ってプラスとマイナスを気にしないで利用できる．これは，家庭用コンセントには**交流**が流れており，常にプラスとマイナスが入れ替わっているからである．図9・3のようにプラスとマイナスが入れ替わってもとに戻るまでを**1周期**といい，1秒間に繰返される周期の数を**周波数**という．1秒間に1周期（1周波）の場合を1 Hz（ヘルツ）とよぶ．

日本では，東日本のコンセントは50 Hz，西日本では60 Hzと周波数が異なっている．これは最初に導入した発電機が東日本ではドイツ製，西日本では米国製という違いによる．たとえば，東日本の蛍光灯の場合，50 Hzの交流は1秒間に波が50回あり，1つの波で2回電気が流れない状態があるので，（目には見えないが）100回点滅している（⇨ コラム❷）．

9・1・5 抵　抗

抵抗の大きさは，素材によって異なるだけでなく，その長さに比例し，その断面積に反比例する．たとえば，同じ金属でも，銀・銅のように電気を通しやすいものやニクロムのように通しにくいものもある．皮膚も濡れている場合と乾燥している場合では抵抗の大きさが違う．また体内の水分量や脂肪量などでも変わってくる．体脂肪計などは，微弱電流を体内に流して，その抵抗の大きさから体脂肪の量を推定している．

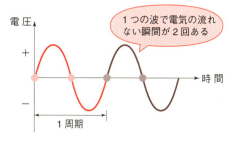

図9・3　交流の電流変化

コラム❷　周波数の調整

以前は，西日本から東日本に引っ越すと，電化製品のスイッチを切り換えたり，電器店で調整したりする必要があったが，現在の機器にはインバータとよばれる周波数変換器が内蔵されており，自動的に周波数を調整しているものも多い．

9・1・6 ジュール熱と電力

　パソコンやスマートフォンを長く利用していると熱くなってくることからもわかるように、電気が回路を流れると必ず熱が発生する。そのときに発生する熱を**ジュール熱**という。ジュール熱は、電気抵抗が大きいところを、多くの電流が、長時間流れた場合に、多く発熱する。発熱量は式 ① で求められ、これを**ジュールの法則**という。

> ● ジュールの法則
> 　熱　量〔J〕
> 　　= (電流〔A〕)^2 × 抵抗〔Ω〕× 時間〔秒〕 …①

　ジュールの法則の式 ① に、前述のオームの法則（電圧〔V〕= 電流〔A〕× 抵抗〔Ω〕）を代入すると、式 ② になる。

> 　熱　量〔J〕
> 　　= 電流〔A〕× 電圧〔V〕× 時間〔秒〕 …②
> 　　= 電力〔W〕× 時間〔秒〕　　　　　 …③

　式 ② の "電流〔A〕× 電圧〔V〕" の部分は、1 秒間に何 J の仕事をするのかという**仕事率**であり、**電力**〔W〕で表される。たとえば、コンビニのお弁当などの電子レンジでの温め方として "500 W 2 分" などの表示があるが、これは電子レンジで 0.5 kW × 120 秒 = 60 kJ の熱量を加えるようにという指示である（式 ③）。

　なお、電力会社が電気代を請求するときは、**電力量**〔kW・h〕という単位を使っている。これは電力〔W〕に時間〔h〕をかけたものであり、仕事量〔J〕と同じである。1 W・h = 3600 J であり、1 カ月分集計したときの桁数も少なくなるし、何 W の機器を何時間利用したかというイメージも付けやすいために利用されている（⇨ **コラム 3**）。

> ● 電力と電力量
> 　電　力〔W〕　 = 電流〔A〕× 電圧〔V〕
> 　電力量〔W・h〕= 電流〔A〕× 電圧〔V〕× 時間〔h〕

　もし、取扱いを間違えて、予定された回路どおりに電気が流れないときには、さまざまな危険性が生じる（⇨ **コラム 4**）

コラム 3　日常生活と電力

　日常生活では、"最大何アンペアを使用する可能性があるか" を意識しておく必要がある。なぜなら、電力会社とはアンペア数による契約をしているために、部屋のブレーカーは契約アンペア数に依存しているからである。

　たとえば、100 V で 20 A の契約の場合には、500 W（5 A）の電子レンジを使いながら、800 W（8 A）のコタツをつけて、1000 W（10 A）のドライヤーを使用すると、ブレーカーが落ちて停電となってしまうことになる。そのためにも電力〔W〕と電流〔A〕の関係を覚えることは重要である。

コラム4 電気の危険性

漏電は，台風などで電線が切れて，回路以外の部分に電気が漏れ出している状態であり，電気の漏れ方によってはショートしたり，感電したりすることがあるので危険である．そのため，発見時は速やかに電力会社に通報する必要がある．

感電は，人体の中を電気が流れている状態であり，電流が心臓部分を流れたり，電流が流れたことで驚いたりする（電気ショック）と，100Vでも死亡することもある．一般には，電圧よりも電流の大きさの方が人体に与える影響が大きいので，濡れた手で電気機器を触らないようにしたり，ゴム手袋やゴム長靴などの絶縁物質を利用することが重要である．

ショート（短絡）は，予定の回路よりも短い経路で電気が流れている状態であり，予定より大量の電気が流れるので，火花が飛び火傷や火災などの要因となる．電源コードを小さく折りたたんでいると，断線したり，被膜が破れたりして，その部分でショートすることがある．また，電源を入れたままでコンセントを差し込むと，急激に大きな電流が流れてショートする恐れがあり，さらに電気機器にも悪影響があるので注意する必要がある．

接触不良は，ほこりがたまったり，きちんとコンセントに差し込まれていないなどで抵抗が大きくなり，電気が流れにくくなっている状態で，その部分で発熱するために危険である．ACアダプターなどは，日常的な使用方法でも発熱が大きいので取扱いに注意する必要がある．なお，消費電力が大きな暖房器具（コタツやストーブなど）の電源コードは，熱に強くするために被膜が厚いなどの特別構造になっている．そのため，消費電力の小さい別の電化製品の電源コードを流用することは避けなければならない．

9・2 磁 気
9・2・1 磁界と磁力線

磁石が鉄を引き付けたり，磁石同士が反発したりする力を**磁力（磁気力）**という．棒状の磁石の場合にはその両端に最も磁力が強い磁極があり，北を指す方を**N極**，南を指す方を**S極**とよぶ．同種の極は反発しあい，異種の極は引き付けあう．

磁石の周囲には**磁界**とよばれる磁力が及んでいる空間がある．通常は目に見えないが，方位磁石や鉄粉などを置くと，その様子を観察できる（図9・4）．方位磁石のN極の向きが，その場の磁界の向きと定められており，磁界の向きに沿って引いた曲線を**磁力線**とよぶ（図9・5）．

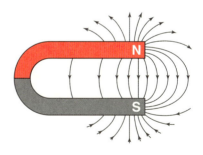

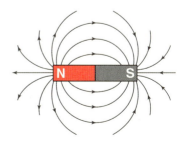

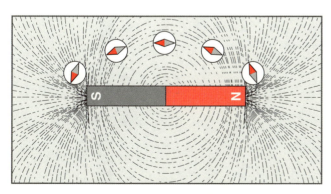

図9・4 磁石と磁界　　図9・5 磁石と磁力線

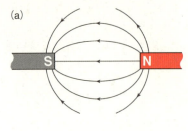
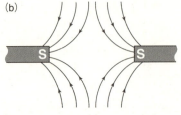

図9・6 磁力線による引力 (a) と反発力 (b)

磁力線には，次のような特徴がある．

- 方位磁石を置くと，N極の示す向きが磁力線の向きである．
- N極から出てS極に入る．
- 磁力線同士は互いに交わらない．
- N極やS極の近くなど磁力線の密度が高いところでは，磁力が強い．

磁石のN極とS極が引き合うのは，図9・6のように，磁力線がN極からS極に向かうからであり，S極とS極が反発するのは，両方のS極に入り込もうとする磁力線が邪魔をするからである．

9・2・2 右ねじの法則

電流が流れているところでは，その周囲に必ず磁界（磁力線）が発生している．そのときの電流と磁界の関係を表したものが**右ねじの法則**である（図9・7）．

直線電流の場合には，その周囲に電流の進行方向に向かって右回りの磁界が発生する．たとえば，右手の親指を電流の流れだとすると，残り4本の指の向きに磁界が発生する．

電流がコイル状に流れる場合には，右ねじの法則をもとにしてコイル1本1本で発生する磁界をまとめると，図9・7 (b) のようにN極とS極をもつ電磁石ができあがる．右手の4本の指でコイルの電流の向きを示すと，

(a) 直線電流の場合

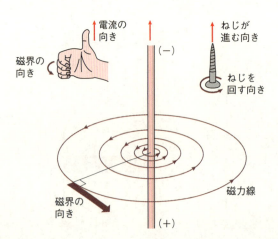

(b) コイル（電磁石）の場合

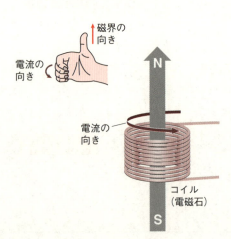

図9・7 右ねじの法則

親指の向きがコイル内の磁力線の向きと等しくなるので，N極を示すことになる．

このようにしてできた電磁石は，電気エネルギーを運動エネルギーに変換するものとしてさまざまな電化製品に利用されている．コイルの巻き数が多いほど，電流が大きいほど，電磁石が強くなる．さらに，中心に鉄芯などを入れて磁力線を集中させることで，より強い電磁石として利用されている．

9・2・3 フレミングの左手の法則

すでに磁界のあるところに電流が流れると，もとからある磁界と電流から発生する磁界とが干渉しあって，**電磁力**が発生する．

電流が流れると力が発生して物体を動かせることから，電気エネルギーを運動エネルギーに変換することができ，電気モーターなどとして利用されている．

この磁界と電流と電磁力の関係を簡単に表したものが**フレミングの左手の法則**（図9・8）である．最初に磁界が発生している向きを人差し指で示し，次に電流が流れる向きを中指で示したときに，親指の向きが電磁力の発生する向きである．

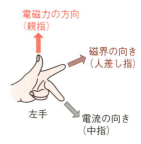

図9・8 フレミングの左手の法則

9・2・4 電磁誘導

コイルに磁石のN極を近づけると，磁石の接近により発生した磁力線を打消す方向に電流が流れる．また，磁石のN極を遠ざけると，磁石の後退により減少した

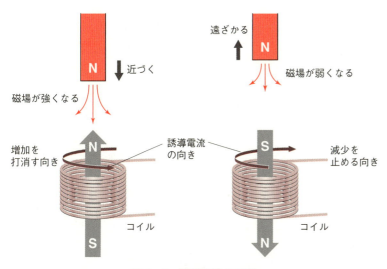

図9・9 電磁誘導の原理

磁力線を打消す方向に電流が流れる．つまり，N極を近づけるとコイルがN極になって磁石と反発しようとし，N極を遠ざけると逆にS極になって磁石を引き留めようとすることになる．この現象を**電磁誘導**とよび，発生する電流を**誘導電流**という（図9・9）．電磁誘導を利用すると，磁石の動きという運動エネルギーを電気エネルギーに変換することができる．

なお，磁石を近づける場合と遠ざける場合では，電流の方向が逆になるため，1秒間に50回出し入れすると50 Hzの交流電流を得ることができる．

9・2・5 変 圧 器

電化製品では直流が使われるのに，家庭用電源としては交流が使われる理由は，交流であれば簡単に電圧の大きさを変更できるからである．

交流の電圧を変化させる**変圧器（トランス）**は，図9・10のような枠型の鉄芯の両端にコイル状に電線を巻き付けた形状をしており，以下の原理を利用している．

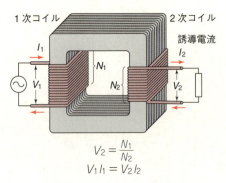

$$V_2 = \frac{N_1}{N_2}$$
$$V_1 I_1 = V_2 I_2$$

図9・10 変圧器の基本原理

・1次側のコイルに電流（I_1）を流すと，右ねじの法則に従って電磁石が発生する（電圧 V_1）．
・磁力線が鉄心を伝わって2次コイル側に到達するため，2次コイル側に電磁誘導により，誘導電流（I_2）が発生する．
・交流は，継続的に電流が増減するので，磁石を出し入れしているのと同様に，2次側の誘導電流も交流電流が発生する．
・誘導電圧（V_2）はコイルの巻き数（N）に比例し，

$$\frac{V_1}{V_2} = \frac{N_1}{N_2}$$

という関係があり，コイルの巻き数を変更することで，任意の電圧を発生させることができる．
・1次コイル側のエネルギーと2次コイル側のエネルギーでは，エネルギー保存の法則が適応されるので，理論的には

$$V_1 I_1 = V_2 I_2$$

という関係になる．実際には，変換の途中で熱エネルギーなどで消費されるために，

$$V_1 I_1 > V_2 I_2$$

である．

第9章 電気と磁気　45

9・2・6　電流の三作用

日常生活では，電気のもつ3つの作用・働き（**電流の三作用**）が利用されている（表9・2）.

電流の化学作用は，電気を使って化学反応を起こすものであり，電気メッキや電気分解などがそれにあたる. また，反対に化学反応を利用して電気を起こす"電池"なども電流の化学作用を利用したものである.

電流の熱作用は，電気が流れると常に発生するジュール熱を利用するものであり，電気ストーブやコタツ，電気毛布などがある. 抵抗が大きい方がジュール熱が大きいために，抵抗の大きなニクロムなどの素材を使うことにより大きな発熱を得ているが，一般に変換効率がよくないために多くの電力を消費する.

電流の磁気作用は，電気が流れると常に発生する磁界を利用するものであり，モーターや電磁石などで動くものはすべて磁気作用によるものである.（⇨ **コラム5**）また，電子レンジやテレビ，携帯電話なども電磁波を利用しているので，磁気作用である.

表9・2　電流の三作用

三作用	エネルギー変換	具　体　例
化学作用	電気エネルギー ⟺ 化学エネルギー	化学反応を利用している電化製品 （例）電池，電気メッキ，電気分解
熱作用	電気エネルギー ⟹ 熱エネルギー	ジュール熱を利用している熱い電化製品 （例）白熱電球，暖房器具
磁気作用	電気エネルギー ⟺ 運動エネルギーなど	モーターや電磁石などで動く電化製品 電磁波を扱う電化製品 （例）電子レンジ，テレビ，携帯電話など

コラム5　電磁石式とモーター式

動く電化製品のなかには，たとえばバイブレーターのように**電磁石式**のものと**モーター式**のものが販売されている. それぞれにメリットとデメリットがある（右表）.

電磁石式の機器の場合は，一般に構造が簡単なために安くて修理も簡単であるが，電磁石部分で毎回接触が起こるために音や振動を減らすことは難しい. また，電池の使用期間が長くなり電圧が低下すると，磁力が弱くなり動かなくなる.

一方，モーター式の機器の場合は構造が複雑であるが，静音タイプのモーターもあるため音や振動を減ら

すことも可能である. また，電池の電圧が低下してもモーターの回転数が変化するだけであり，最後まで効率よく電池を使うことができる.

表　電磁石式とモーター式の特徴

	構造	音・振動	電圧低下
電磁石式	簡単	大きい	弱い
モーター式	複雑	小さい	強い

なお，電流の作用がすべて三作用で説明できるわけではなく，たとえば，LEDの発光などは，電流の三作用とは別の原理によるものである．

9・3 体内の電気信号と医療機器
9・3・1 体内の電気と電気信号の伝達

ヒトの体内にはさまざまなイオンがあるが，それは均等に分布しているわけではない．細胞膜がイオンの透過性を制御しており，細胞が活動していない状態（**静止電位**）では細胞内の方がマイナスになっており，これを"**分極している**"という．細胞が興奮すると，細胞外から陽イオンが細胞内に入るために細胞内がプラスになり，これを**脱分極**（**活動電位**）という．その後，陽イオンを細胞外に排出することにより，細胞内はマイナスに戻る．これが**再分極**である．これらの変化が次々と隣の細胞に伝わっていくことで，刺激が電気信号として伝達されることになる．

体内の電気信号の様子を体外から観察するために使われているのが，心電計や脳波計などである．

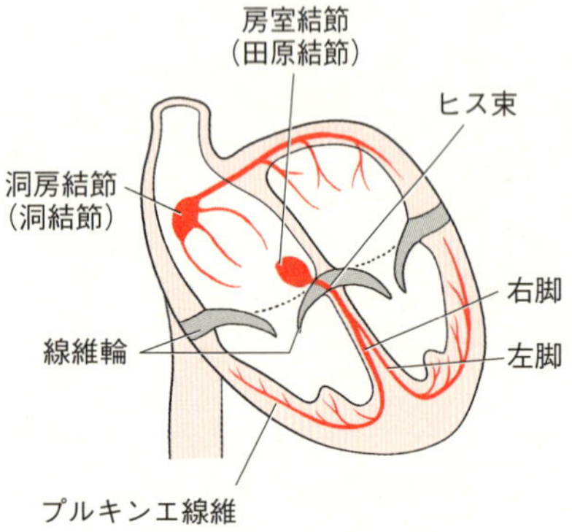

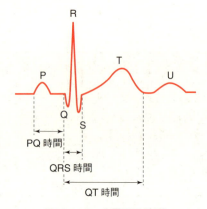

図9・11 刺激伝導系

9・3・2 心 電 図

筋肉などを動かす場合には，自分の意思で脳から指令を出しているが，心臓の場合は，右心房の洞（房）結節という部分がペースメーカーとなっており，一定間隔で刺激を出している（図9・11）．

心電図の波形を，心臓のどの部分に流れている電気なのかによってまとめると次のようになる（図9・12）．

1）洞（房）結節で刺激が発生する → P 波
2）電流が心房から房室結節に流れる
　　　　　　　　　　→ P から Q まで（PQ 時間）
3）心室に電気が流れて心臓が収縮する → QRS 波
4）心臓が弛緩する → T 波

心電図の波形に乱れがあれば，該当部分に何らかの問題があることになる．

心臓を囲むように胸部の体表面に電極を付けることで，問題の部分を立体的に見つけ出すことも可能になる（**12 誘導心電図**，図9・13）．

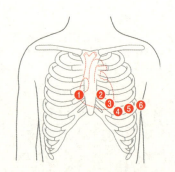

図9・12 心電図の波形

図9・13 12誘導心電図の胸部電極配置

第9章 電気と磁気 　47

9・3・3 脳 波 計

脳波は，脳内の電気活動を頭皮上に付けた電極で記録したもので，意識状態によってその波形が異なる（表9・3）．正常成人の場合，安静，覚醒，閉眼状態でリラックスすると顕著に**α波**（アルファ波）が後頭部優位に発生する．それよりも周波数の小さい**θ波**（シータ波）や**δ波**（デルタ波）は**徐波**とよばれ，睡眠時にみられる．なお，幼児や小児の場合は，睡眠時以外にも徐波が現れることがある．興奮すると脳波の周波数が大きくなり，振幅は小さくなる傾向がある．てんかん患者などでは，覚醒していても徐波が現れたり，**棘波**という特徴的なとがった波形がみられることが多い．

現在では，脳の中のどの部位でどの脳波が多いのかなどをカラー画像にして分析することも行われている．

9・3・4 バイタルサインモニター

バイタルサインモニターは，患者のバイタルサイン（心電図，心拍数，血圧，呼吸数，体温など）を継続的にモニタリングするための装置であり，患者に異常が発生するとアラーム音などで知らせるようになっている．無線送信などにより，ナースステーションでも遠隔監視できるようになっているものが多く，**臨床モニター**とも

表9・3　脳波の種類と意識状態

脳波の種類	周数波〔Hz〕	1秒分の波形の例	意識状態
δ 波	0.5〜4		深い睡眠
θ 波	4〜8		睡眠
α 波	8〜12		リラックス
β 波	12〜30		日常生活
γ 波	30〜		興奮

48 第Ⅱ部 物 理

よばれる.

　最近は，**経皮的動脈血酸素飽和度（SpO₂）** も表示するようになっている．動脈血酸素飽和度は，血液中のヘモグロビンに対して酸素がどれくらいの割合で結合しているのかを，酸化ヘモグロビンの割合として測定したものである．具体的には，指先や耳たぶを挟み込んだパルスオキシメーターのプローブ内の発光部分から，赤外線（酸化ヘモグロビン測定用）と赤色光（還元ヘモグロビン測定用）が出ており，これを受光部で受取って測定する.

　バイタルサインの測定機器は，患者の身体に装着した電極より情報を得ているため，身体の動きによる電極のずれや発汗による接触不良などで異常信号を出す場合もあるので，注意が必要である.

9・3・5　MRI（磁気共鳴画像診断装置）

　MRI（Magnetic Resonance Imaging）は，生体に高周波（10〜60 MHz）の RF（Radio Frequency, ラジオ周波数）パルスを照射して強力な磁場をつくり，人体内の水素原子に共鳴現象を起こさせてその信号を画像化する仕組みである．脳や血管など水分量の多い臓器・組織の診断に威力を発揮する.

　MRI は，磁場の強い環境に患者がおかれることになる．照射される電磁波はおもに発熱作用をもっているが，人体への影響はないと考えて差しつかえない.

10 熱と温度

10・1 絶対温度とセルシウス温度

日常的に温度を示す場合には**セルシウス温度**（摂氏温度：単位℃，ドシー）が使われている．1気圧の下で氷が溶けるときの温度（融点）を0℃，水が沸騰するときの温度（沸点）を100℃とし，その間を100等分して温度を示す．セルシウス温度は温度の差を調べるときには問題ないが，最低値が0ではなく，マイナスの数値が存在するために2倍とか$\frac{1}{2}$倍などのような温度の比には利用できないのが難点である．

そこで，物理の公式などに温度が含まれる場合には，**絶対温度**（熱力学的温度）"**K**（**ケルビン**）"を使用する．もともと物質の温度は，その物質を構成する分子などの熱運動量（熱エネルギー）で決まるため，分子の熱運動が大きければ温度が高く，逆に小さければ温度が低くなる．そこで，最も熱運動が小さい，つまり熱運動が0になった状態を**絶対零度**（0 K）と決めて，セルシウス温度と同じ間隔で目盛りを設定したものが絶対温度である．絶対零度で熱運動が0になるということは，物理的に考えられる最も低い温度ということであり，セルシウス温度では−273.15℃に相当する．そのため，2つの温度の間には以下の関係がある．

絶対温度〔K〕≒ セルシウス温度〔℃〕+ 273

10・2 熱平衡と熱量

物体の温度はその物体を構成する分子の熱運動量（熱エネルギー）で決まるため，温度の違う2つの物体を接触させると，温度の高い方（エネルギーの大きい方）の物体から温度の低い方の物体に熱エネルギーが移動し，両者の温度が等しくなった状態を**熱平衡**という（図10・1）．

このように，温度変化や状態変化を起こす熱運動のエネルギーを**熱**，その量を**熱量**という．熱量の単位は**ジュール**（J）で表す．身近な熱量の単位として従来か

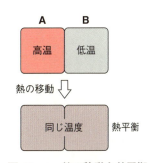

図10・1　熱の移動と熱平衡

ら使われてきたものとして，1gの水の温度を1℃上昇させる熱量である**カロリー（cal）**があり，栄養学の分野でよく利用されている（§23・5参照）.

両者の間には，
$$1\,\text{cal} = 4.2\,\text{J}$$
の関係がある．

10・3 比熱と熱容量

熱平衡の図を見ると（図10・2），AとBで曲線の形が違うことがわかる．これは，同じ大きさの熱量の変化でも温度変化の大きさが違い，Aは温度変化しやすく，Bは温度変化しにくいからである．

温度変化の大きさは，物質の重さや物質の材質などにより異なり，ある物質1gの温度を1K上昇させるのに必要な熱量を**比熱**〔J/(g・K)〕という（表10・1）．また，その物質の質量も考慮して，ある物質全体の温度を1K上昇させるのに必要な熱量を**熱容量**〔J/K〕という．

比熱が大きいということは，温まりにくく冷めにくいということであり，身近な物質では水が最も比熱が大きい．氷枕に氷を使ったり湯たんぽにお湯を入れたりすることは，水の温まりにくく冷めにくい（他の物質より長く温度を保てる）という利点を利用していることになる．逆に，金属は比熱が小さいので，温まりやすく冷めやすい性質をもっている．

温度変化に伴う熱量を計算する公式を以下に示す．

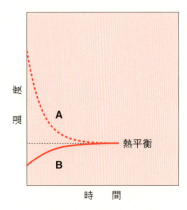

図10・2 熱平衡

表10・1 物質の比熱

物　質	比　熱〔J/(g・K)〕
鉛（25℃）	0.13
鉄（25℃）	0.45
木材（20℃）	約1.3
エタノール（25℃）	2.42
水（10℃）	4.19

> 熱量〔J〕
> 　= 比熱〔J/(g・K)〕× 質量〔g〕× 温度差〔K〕
> 　= 熱容量〔J/K〕× 温度差〔K〕

10・4 熱の移動と保温

物質間で熱が移動する方法には，**伝導・対流・放射**の3種類がある（図10・3）．

- **伝　導**：固体の中を熱が移動することであり，バケツリレーやウェーブのように，次から次へと隣の分子に熱運動が伝わっていく状態である．固体の種類によって熱の伝わりやすさ（**熱伝導率**）には違いがあり，金属の熱伝導率が高く，特に銀が高いことが知られている．

- **対　流**：固体に比べて熱伝導率が低い液体や気体の分子が自ら動くことによる熱の移動であり，暖かい空気が上昇する場合などを考えればよい．たとえば，自然界の風や潮流はすべて対流により発生している．
- **放　射**：真空中も熱が移動することができる赤外線による熱の移動である．赤外線は光と同じ電磁波であり，黒色には吸収され，透明なら透過し，白色・メタリック（金属光沢）・鏡なら反射される．

温度を保つ（保温する）ためには，これら3種類の熱の移動が起こらないようにする必要がある．伝導を防ぐためには熱伝導率の低い断熱材や空気で覆う必要があり，対流を防ぐためには，ダウンや綿を利用して空気の移動を防いだり，思い切って真空にしたりする必要がある．さらに，放射を防ぐには鏡面やメタリックのもので覆って，物体から出る赤外線を反射するとよい．

熱伝導率は，1 mの厚さで1 Kの温度差があるときに，1秒間当たり何Jの熱量（W=J/s）が伝わるかを示している（表10・2）．

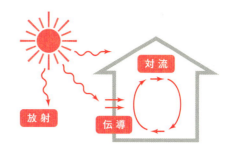

図10・3　熱の移動（放射，伝導，対流）

表10・2　おもな物質の熱伝導率

物　質	熱伝導率〔W/(m・K)〕
銀（20℃）	418
鉄（20℃）	67
木　材	0.17
水（20℃）	0.602
エタノール（20℃）	0.183
発泡スチロール	0.04
空　気（20℃）	0.026

10・5　体温・体温調節の仕組み

ヒトの体温は36〜37℃に保たれているが，これは体内の酵素類が働くのに最も適した温度だからである．体内の温度は部位により異なる．体表面の温度は外気温などに影響されて大きく変化するが，体幹部（特に脳）は一定の設定温度（**セットポイント**）に保たれている．これは，"脳は42℃以上が続くと障害され，33℃以下になると意識がなくなる"といわれているように，温度変化に最も敏感だからである．

実際の体温調整は，皮膚温からの情報と深部体温からの情報をもとに視床下部で行っている．体温を下げる場合には発汗や皮膚血管の拡大，体温を上げる場合には筋肉収縮（体の震え）や皮膚血管の収縮などが起こって調整される．体表面を温めたり冷やしたりすることで痛みなどの症状を改善する**罨法**（あんぽう）は，この体温調整機能を利用している（⇨ **コラム1**）．

なお，感染症などによる発熱は，体内の免疫系が働きやすいように設定温度が高くなるためであり，発熱したからといってすぐに解熱剤を飲むのは避けた方がよい．

10・6 体 温 計

　気温などを測定する場合には，管の中に着色したアルコールを入れ，その膨張率で温度を測定する**アルコール温度計**などの液体温度計が広く使われる．アルコール温度計は安価であり，－80 ℃程度の低温も測定できるなどの利点もあるが，体温を測定するためには精度が不十分である．そのため，より精度の高い**水銀温度計**が利用されてきた．しかし，水銀の毒性などが問題となり，一方で，**電子体温計**の測定精度が上昇し（±0.1 ℃），測定時間も短くなってきたために，現在では電子体温計が広く利用されている．

　電子体温計には，熱により抵抗値が変化するサーミスタ式や，熱により起電力が変化する熱電対式があり，より測定時間を短縮するために，温度上昇のカーブを利用して，20〜30 秒程度で予測測定ができるものも多くなっている（ただし，実測には 5〜10 分必要である）．さらに，多少精度が落ちる（±0.2 ℃）が，より早く簡単に測定できる皮膚赤外線方式の体温計も普及している．

　なお，**女性用体温計**（**基礎体温測定用**）としては，精度が±0.01 ℃の電子体温計が使われている．

コラム 1　温罨法と冷罨法

　罨法とは，痛みがあったり，炎症で腫れている部分に対して，体温よりも温度が高い，または，低い物体を貼布することにより，症状を改善しようとする方法である．
　温罨法は，40〜45℃くらいにしたタオルを患部に当てることにより，筋肉の緊張やこわばりを和らげるとともに，血管などの拡張を促して，局所への血液・リンパ液の循環を促進し，細胞の新陳代謝を促す効果がある．さらに，痛みの緩和や排便（腸の蠕動作用を促す）の促進，鎮静・リラクゼーションなどの効果があるといわれている．
　冷罨法は，氷枕や冷やしたタオルなどを体表面に当てることにより，解熱作用のほか，血管の収縮，血液やリンパ液の循環の抑制，組織の代謝の低下，炎症の抑制などの効果がある．
　なお，解熱する場合には，頸動脈，腋窩動脈，大腿動脈などの体表面に近いところにある表在動脈を冷却すると効果的である．

11 エネルギー

11・1 仕事とエネルギー

エネルギーとは，一般に**仕事ができる能力**のことをいう．ここでは物体を運ぶ仕事を例に，仕事とは何かを考えてみよう．図 11・1 のように，重さが違う荷物をそれぞれの距離だけ運ぶ仕事を考えた場合，最も大変な仕事は，最も重く，運ぶ距離も長い A である．では，最も楽な仕事は，B から D のどれだろうか？ エネルギーの視点から考えてみよう．

A の仕事と同じように，この場合の仕事は，"物を持ち上げる力"と"運ぶ距離"で変わってくるので，

仕事 = 力の大きさ〔N〕× 運ぶ距離〔m〕

で定義される．たとえば，質量 m〔kg〕のものを持ち上げる力は，（重力加速度を g とすると）mg〔N〕なので，距離 s〔m〕動かす場合には，その仕事は $mg \times s$〔J〕となる．なお，この場合の仕事，つまりエネルギーの単位は"J（ジュール）"で表す．

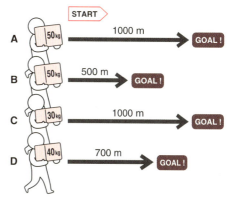

図 11・1 荷物の運搬と仕事

> 仕　事 = エネルギー〔J〕
> 　　　 = 力〔N〕× 距離〔m〕
> 　　　 = mgs

この式を使って A〜D の仕事を計算すると，
A: 50 × 9.8 × 1000 = 490,000 = 490〔kJ〕
B: 50 × 9.8 × 500 = 245,000 = 245〔kJ〕
C: 30 × 9.8 × 1000 = 294,000 = 294〔kJ〕
D: 40 × 9.8 × 700 = 274,400 = 274.4〔kJ〕

となり，B の仕事が最も楽なことがわかる．

11・2 エネルギー保存の法則

エネルギーは，物を平行に運ぶ以外にも，上に持ち上げたり，運動させたりすることもできる．物を上に持ち上げると，下に落ちようとするエネルギーが発生する．これを**位置エネルギー**といい，質量 m〔kg〕の物体を高さ h〔m〕持ち上げたときに発生する位置エネルギーは "mgh〔J〕" として表す．

$$\boxed{位置エネルギー〔J〕= mgh}$$

物体に力を加えて動かすと，その物体は**運動エネルギー**をもち，運動を始める．同じ力で動かす場合，物体が重い方が動きが遅くなることから，運動エネルギーは重さと速さに関係があることになる．実際には，質量 m〔kg〕で速度 v〔m/s〕の場合，その運動エネルギーは $\frac{1}{2}mv^2$〔J〕である．

$$\boxed{運動エネルギー〔J〕= \frac{1}{2}mv^2}$$

高いところから物体を落下させると，物体は落下運動を始める．これは位置エネルギーが運動エネルギーに変わったと考えることができる．このようにエネルギーは，別のエネルギーに変換することが可能であるが，エネルギーの合計は常に一定に保たれている．このことを**エネルギー保存の法則**という．

たとえば，振り子の場合には，"$mgh + \frac{1}{2}mv^2$"が一定になるので，図 11・2 のように最も低いところで速度が最大（位置エネルギー 0，運動エネルギー最大），最も高いところで速度が 0（位置エネルギー最大，運動エネルギー 0）となる．

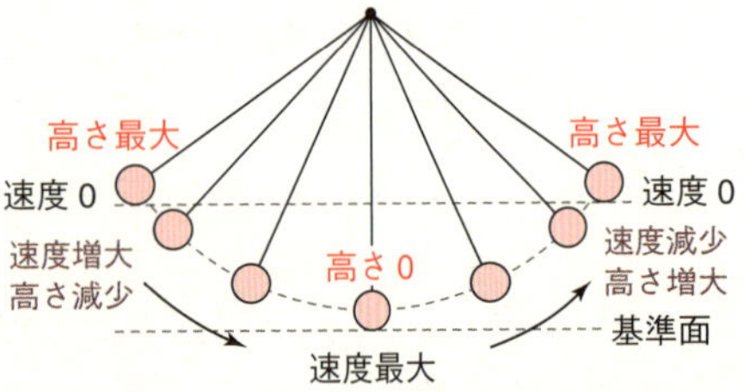

図 11・2 エネルギー保存の法則
（運動エネルギーと位置エネルギー）

11・3 エントロピー

熱力学の世界では，"エネルギーは，変化することはあるが，自然に発生したり消滅したりしない"というエネルギー保存の法則のことを**熱力学第 1 法則**という．

また，**熱力学第 2 法則**は"可逆反応（もとに戻る反応）ではエントロピーは不変であるが，不可逆反応（もとに戻らない反応）ではエントロピーは必ず増大する"とされている．"不可逆反応は，エントロピーが増大する方にしか進まない"ということであり，**エントロピー増大の法則**ともいう．ここでいうエントロピーとは，"乱雑さ（バラバラ具合）"のことであり，角砂糖をお湯に入れるとしだいに形が崩れ，お湯の中に均一に広がるのは，徐々にエントロピーが増大していくからである（図 11・3）．熱エネルギーが高温の物体から低温の物体にのみ移動するのもエントロピーの増大とされており，不可逆反応である．

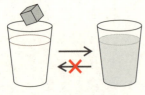

図 11・3 不可逆反応の例
（エントロピーの増大）

第 11 章 エ ネ ル ギ ー   55

エネルギー保存の法則のときに考えた振り子も，実際には，空気の抵抗や支点での摩擦のために，徐々に振り幅が小さくなっていく．これは，空気抵抗や摩擦により発生する熱エネルギーがエントロピー増大の法則に基づいて拡散することから，徐々にエネルギー総量が減少するためである．

11・4 エネルギーの種類と変換効率

運動エネルギーを電気エネルギーに変える発電機や，逆に電気エネルギーを運動エネルギーに変えるモーターや電磁石，電気エネルギーを熱エネルギーに変える電熱器など，あるエネルギーを別のエネルギーに変換する機械は身近にもいろいろある．

おもなエネルギーの種類とそれぞれのエネルギーを求める計算式を表 11・1 に示す．このほかにも光（電磁波）エネルギー，化学エネルギー，原子力エネルギーなどが考えられる．

すべてのエネルギーを効率よく変換することは難しく，発熱により（エントロピー増大による熱エネルギーの拡散が生じ）ある程度のロスが出る．あるエネルギーを別のエネルギーに変換するときの変換前後のエネルギーの比を**エネルギー（変換）効率**という（表 11・2）．

表 11・1 おもなエネルギーの種類と計算式

エネルギーの種類	計算式
位置エネルギー	mgh
運動エネルギー	$\frac{1}{2}mv^2$
電気エネルギー	Ws
熱エネルギー	mcT

m = 質量〔kg〕，h = 高さ〔m〕
g = 重力加速度〔m/s^2〕，v = 速度〔m/s〕，
W = 電力〔W〕，s = 時間〔s〕，
T = 温度差〔K〕，c = 比熱〔J/(g·K)〕

表 11・2 エネルギー変換効率

変換の種類	入力エネルギー	出力エネルギー	エネルギー変換効率
火力発電	熱	電気	40〜50 %
水力発電	位置	電気	80〜90 %
原子力発電	原子力	電気	33 %
風力発電	運動	電気	25 %
太陽光発電	光	電気	15〜20 %

12 音 波（音）

12・1 音 波（音）

空中を伝播する（伝わる）波のうち，ヒトや動物の聴覚器に音として感じる周波数（可聴周波数）の弾性波（弾性体に微小な振動を加えたときの伝わり）を**音波**という（図12・1 a）．気体だけではなく液体や固体の媒体を伝播する可聴周波数の波を"音波"とよぶこともある．

音が伝播するためには，気体，液体，固体のいずれかの媒体を必ず介する必要があり，真空中では伝播しない．

ヒトの可聴周波数よりも高い周波数の弾性波を**超音波**，低い周波数の弾性波を**超低周波**とよぶ．

［周波数（図12・1 b）］

単位時間（1秒）当たり繰返される波の回数を**周波数**といい，**ヘルツ（Hz）**で表す．一定の波長（T）をもつ音の周波数（f）は $\frac{1}{T}$ である．

ヒトが普通に聞くことができる音の範囲（**可聴音**）は，周波数で 20～20,000 Hz である．

12・2 音の三要素
12・2・1 音の強さ（音量）：音圧レベル

音は大気圧の微小な圧力変化で物理量を**音圧**といい，振幅によって決まり，基本単位として**パスカル（Pa）**が用いられる．ヒトが聴くことのできる音圧は 0.00002～20 Pa と 100 万倍にもなり，数字が大きくて不便であるために，基準になる音圧を設定し，基準音圧との相対的な比（**音圧レベル**）を用いて表す．音圧レ

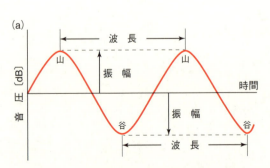 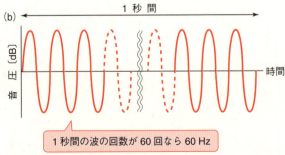

図 12・1 音波と周波数 （a）音波は波形で表すことができる．波の山から山（または谷から谷）までを波長といい，山の高さ（または谷の深さ）を振幅という．（b）周波数は，1秒間に繰返される波の回数である．

ベルとは，基準となる音圧と比較して対象となる音圧が何倍あるいは何分の一であるかを常用対数（$\log_{10}$）によって表現した量（レベル）である．単位は**デシベル**〔dB〕が用いられる（⇨ コラム**1**）．

$$音圧レベル〔dB〕= 20 \times \log_{10}\left(\frac{対象の音圧}{基準音圧}\right)$$

基準値（基準となる音圧）20×10^{-6} Pa 〔2×10^{-5} N/m^2（0.0002 dyn/cm^2）〕は，健康なヒトの最小可聴音圧であり，この音圧レベルを 0 dB とし，これと比較してどの程度の大きさかを表す．たとえば，音圧 1 dyn/cm^2 は，$20 \log_{10} \frac{1}{0.0002} = 74$ dB である．

身近な音の音圧レベルを表 12・1 に示す．同じ周波数の音の場合，音圧が大きいほど大きな音として認識される（⇨ コラム**2**）．

表 12・1　身近な音の音圧レベル

音圧レベル	身近な音の例
120 dB	飛行機のエンジンの近く
100 dB	電車が通過するときのガード下
80 dB	地下鉄の車内
60 dB	普通の会話
30 dB	ささやき声

12・2・2　音の高低

音の高低は，周波数（単位時間当たりの振動回数）によって決まる（⇨ コラム**3**，コラム**4**）．低い音は周波数が低く（振動回数が少ない），高い音は周波数が高い（振動回数が多い）．

12・2・3　音の音色

音の大きさや高さが同じであっても，波の形が違うことにより**音色**が異なる．たとえば，ピアノの音と，バイオリンの音では音色が異なる．

12・3　音波の速度（音速）

音速は，媒質の密度と圧力によって変化する．

温度 t ℃の乾燥した空気中での音波の伝播速度（V: m/s）は，次式で表される．

$$音　速（V）〔m/s〕= 331.5 + 0.6\,t$$
$$t: セルシウス温度$$

コラム**1**　dB（デシベル）

"ベル"は，電話の発明者アレクサンダー・グラハム・ベル（Alexander Graham Bell）の名前，"デシ"は $\frac{1}{10}$ を表すデシに由来する．電話信号の減衰を表すために使われた単位であるが，電力・電圧・電流・エネルギー・圧力・音の強さなどの単位として用いられている．

コラム**2**　騒音規制法

環境中のさまざまな騒音を規制し，生活環境を保持し，健康を保護するために，1）特定の工場・事業所，2）特定の建設現場，3）自動車騒音，深夜騒音などに対して騒音規制が行われている．たとえば，自動車に対する規制値は，10 人乗り以下の乗用車の場合，エンジン後部で 100 dB，エンジン後部以外で 96 dB とされている（2017年 4 月現在）．

病院が設置される区域の騒音基準値や病室の騒音のガイドラインについて，下表に示す．

表 1　病院等の施設が集合して設置
される区域の騒音基準値
（環境基本法）

- 療養施設，社会福祉施設などが集中して設置される地域
  - 昼　間（6時〜22時）　50 dB 以下
  - 夜　間（22時〜6時）　40 dB 以下

表 2　病室の騒音のガイドライン
（WHO）

- 夜　間　8 時間の平均　　30 dB 以下
　　　　　突発的な音　　　40 dB 以下
- 昼　間　16 時間の平均　　30 dB 以下

コラム**3**　聴力検査

オージオメータで，125，250，500，1000，2000，4000，8000 Hz の周波数をもった純音を発生させ，各周波数の音がどれくらいの強さ（音圧〔dB〕）で聴こえるかの聴力レベル（平均聴覚閾値レベル）をオージオグラムに記録し，聴力の検査が行われる．加齢に伴い，高周波の音（高音）が聴き取れなくなる．

58　第II部　物　理

コラム4　感音性難聴（騒音性難聴，老人性難聴，突発性難聴）

聴力が低下した状態を**難聴**といい，音を神経に伝えるまでの経路である外耳，中耳の損傷によって発生する**伝音性難聴**と内耳の蝸牛の感覚細胞が障害を受けたり，内耳から音を脳へ伝える神経経路や中枢神経系の障害などにより生じる**感音性難聴**がある．感音性難聴の代表的なものとして，**騒音性難聴，老人性難聴，突発性難聴**などがある．

会話音域（500，1000，2000 Hz）の聴力低下に着目して，聴力の低下レベルの程度が判断される（下表）．

騒音性難聴は，大きな騒音を継続的に聴き続けたり，突発的に大きな音を聴くことによってひき起こされる．85 dB を超える音を聴き続けることにより，騒音性難聴のリスクは高まる．

老人性難聴は，加齢に伴う難聴である．

突発性難聴は，何の前触れもなく突然耳が聞こえなくなり，原因や病態について不明である．

騒音性難聴，老人性難聴は，高い音域（4000 Hz，8000 Hz）の聴力低下から始まる．音が聞きにくい，言葉が理解しにくい，耳が詰まった感覚などの症状が出現する．

表　難聴度の分類

難聴度分類	平均聴力	聴こえ方の状態
正　　常	0〜25 dB 以下	ささやき声も聞こえ，日常生活に支障がない．
軽 度 難 聴	26〜40 dB	1 m の距離で話した声を聞き，復唱することができる．
中等度難聴	41〜60 dB	1 m の距離で話した大きな声を聞き，復唱できる．
高 度 難 聴	61〜80 dB	耳に向かって張り上げた声のいくらかを聞くことができる．
重 度 難 聴	81 dB 以上	張り上げた声でも，聞こえない．

12・4　音波の指向性（音場）

音源からの音の広がりは**指向角**で表すことができる．指向角は，波長と周波数の大きさで決まり，波長が短い（高周波）超音波は指向角が小さく（指向性が高い），波長の長い（低周波）可聴音は指向角が大きい（指向性が低い）．

超音波は指向角が小さくビーム状に音波が伝わる（図12・2）．可聴音は指向角が大きく，たとえばヒトの声は全方位に伝わる．

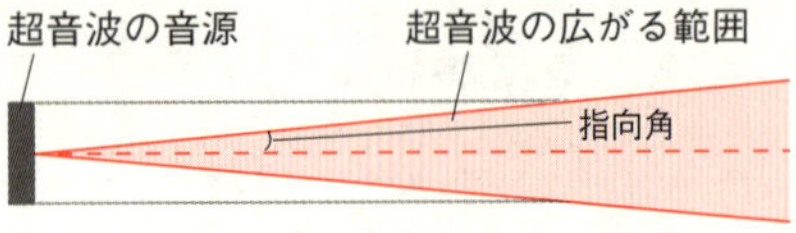

図 12・2　超音波の指向性

12・5　医療領域での利用：超音波検査

超音波検査は，プローブ（探触子）を使って，体表面から**超音波**（周波数 20 kHz 以上の音波）を照射し，超音波が臓器などに当たって跳ね返ってくる反射波をとらえて画像化し，体内の状況を把握する検査である．

超音波のもつ“気体中は伝わりにくいが，液体や固体の中は伝わりやすい”という性質を利用して行う検査である．腹部の実質臓器，血管や胆管・膵管などの管腔，乳腺，甲状腺などの検査，胎児診断などに用いられている．

13 光

13・1 光とは

電磁波（電気と磁気の両方の性質をもつ波）のなかで，波長が 1～2 nm（0.000 002 mm）のものを**光**といい，波長によって赤外線，可視光線，紫外線などに分けられる（図 13・1，⇨ コラム❶）．

> **コラム❶ 電磁波**
> **電磁波**は，周波数（1 秒間に生じる電磁波の"波"の数）によって分類され，周波数の大きいもの（波長が短いもの）から順に，1) 電離放射線（ガンマ線，エックス線），2) 紫外線，3) 可視光線，4) 赤外線，5) 電波（マイクロ波，超短波，短波，中波，長波，超長波，極超長波）に分類される．2)～5) までを電離放射線に対して，**非電離放射線**とよぶ（p.62，コラム❶ 参照）．

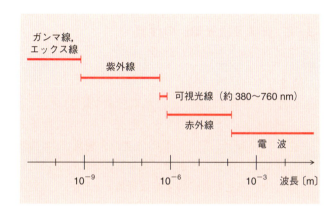

図 13・1　電磁波の波長と名称

13・1・1　可視光線

ヒトの眼で見える波長の光を**可視光線**といい，波長の範囲は約 380～760 nm である．可視光線は太陽をはじめ，さまざまな光源（照明など）から発せられる．

可視光線よりも波長が短いもの（紫外線），長いもの（赤外線）はヒトの眼で見ることはできない．

可視光線は，さまざまな波長（波長によって色が異なる．表 13・1）が混ざった光で太陽光は白に近い色に見える．

表 13・1　可視光線の波長と色

色	波長 [nm]
紫	380～450
青	450～495
緑	495～570
黄	570～590
橙	590～620
赤	620～760

13・1・2　紫外線

可視光線よりも波長の短いものを**紫外線**という．波長の長い順に UVA，UVB，UVC に分けられる．太陽から地表に届く紫外線は，UVA と UVB である．太陽から届く紫外線の約 9 割を UVA が占める．波長が短い UVB は，皮膚の表皮細胞を傷つけるなど，生体への影

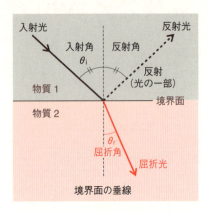

図 13・2 光の反射と屈折

> **コラム2　水晶体と光の屈折**
>
> 眼の水晶体は透明な物質で構成され、中央部が膨らんでいる（凸レンズの役割を果たす）．眼に入った光は、水晶体で屈折し、網膜で像を結ぶ（下図）．水晶体の厚さの調整がうまくいかずに、像を結ぶ**焦点**が、網膜よりも前方にある場合を**近視**といい、網膜よりも後方にある場合を**遠視**という．近視は凹面レンズ，遠視は凸面レンズによってそれぞれ補正できる．
>
>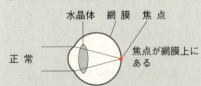
>
> 近視：焦点が網膜より前方にある
>
>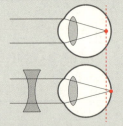
>
> 遠視：焦点が網膜より後方にある
>
>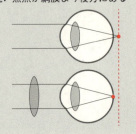

響が UVA よりも強い．炎症反応（サンバーン）や，色素沈着反応をひき起こす作用がある．

太陽からの紫外線の量は，時間帯，天候，場所などによって異なる．

13・1・3　赤外線

可視光線よりも波長の長い光を**赤外線**という．赤外線は温度の高い物体から出て，熱作用をもち，**熱線**ともよばれる．波長の短い順に，**近赤外線**，**中赤外線**，**遠赤外線**の3つに分けられる．

13・2　光（可視光線）の性質

光には次のような性質がある．

1) **直進**（まっすぐ進む）．
2) **反射**（不透明な物体にぶつかるとはね返る）

   物体に向かって進む光を**入射光**（入射面に垂直に引いた直線と入射光の間の角度を**入射角**），物体からはね返った光を**反射光**（反射面に垂直に引いた直線と反射光との間の角度を**反射角**）という．入射角と反射角とは，角度が同じである（**反射の法則**）．

   表面が平滑な物体に光を反射させた場合には，反射光は直進する反射光に変わるが，表面がでこぼこした物体に光を当てた場合には，入射した光はさまざまな方向に反射する．これを**乱反射**という．

3) **屈折**

   透明なガラスや水に斜めに光が入射したときに，物体の境界で光は折れ曲がる．これを光の**屈折**という．入射面に垂直に引いた直線と，屈折光の間の角度を**屈折角**という．入射角と屈折角の比 $\left(\dfrac{\sin(入射角)}{\sin(屈折角)}\right)$ を**屈折率**という．

入射角・反射角，屈折角を図 13・2 に示す．空気中からガラスや水の中に進むときは，入射角＞屈折角となる（屈折率 小）．ガラスや水の中から空気中に進むときは，入射角＜屈折角となる（屈折率 大）．

中心が膨らんだレンズ（凸レンズ）を用いて，光の屈折する性質を利用して光を一点（**焦点**）に集めることができる．レンズの中心から焦点までの距離を**焦点距離**という（⇨ コラム2）．

13・3 光の速度（光速，光速度）

光が進む速度を**光速**あるいは**光速度**という．真空中での光速度は，299,792,458 m/s（約 30 万 km 毎秒；1 秒間に地球を 7 回半回ると表現される）である．物質中では，真空中よりも光速は遅くなる（水中では約22.5 万 km/s）．太陽から地球までは約 8 分 20 秒，月から地球までは約 1.3 秒である．

13・4 光の明るさ（照度）

光の明るさは，照度（単位はlx）で表される．

表 13・2 照度と明るさの目安

照度〔lx〕	明るさの目安
100,000	晴天日の昼の太陽光
10,000	曇天の日の出 1 時間後の太陽光
1,000	晴天の日の入 1 時間前の太陽光
100	街灯下
10	ろうそくの明かり
1	月明かり

照度と明るさの目安を表 13・2 に示す（⇨ コラム❸）．

コラム❸ 照 度 基 準

労働安全衛生法では，事務室の環境基準（表 1）が規定されている．

採光および照明については，明暗のコントラストが著しくなく，かつ，まぶしさを生じさせない方法が採られる．

表 1 事務室の環境基準
（労働安全衛生法）

作業の区分	照 度
精密な作業	300 lx 以上
普通の作業	150 lx 以上
粗 な 作 業	70 lx 以上

病院の照度については，表 2 のような基準が定められている．

表 2 病院の照度基準
（日本工業規格）

区 分	照 度〔lx〕
診療室・処置室・ナースステーション	500
病室・浴室・トイレ	100〜200
深夜の病室	1〜2

14 放射線

表 14・1 放射線・放射性物質の利用の例

医療分野	診断, 治療, 医療器具の滅菌
農業分野	品種改良, 害虫駆除, 食品照射 (殺菌, 発芽防止など)
研究分野	トレーサー利用, 新薬の開発
工業分野	製品開発・管理, 遺伝子工学
環境分野	アクチバブルトレーサー[†], 年代測定
エネルギー分野	原子力発電

[†] アクチバブルトレーサー: 河川の流れや農薬分布の挙動を観察するため, 環境中に放射性でない物質を散布し, 回収後に中性子線を当てて放射化し, 濃度などを測定する.

14・1 自然放射線と人工放射線

放射線は, 医療領域をはじめとしてさまざまな分野で日常的に利用されている (表 14・1). このように放射線が人の生活のために人工的に利用される(**人工放射線**)ようになったのは, 1895 年にヴィルヘルム・レントゲン (Wilhelm Conrad Röntgen, 1845〜1923) がエックス (X) 線を発見して以来のことである.

一方, 地球が誕生したときから, 地球上には放射線を放出する放射性物質が存在しており, また, 宇宙からも放射線が照射され続けており, すべての人々は, 四六時中放射線を受け続けている. これらの放射線を**自然放射線**という.

14・2 放射線の種類

放射線には, **X 線, ガンマ (γ) 線, ベータ (β) 線, アルファ (α) 線**などさまざまな種類がある. 自然放射線, 人工放射線にはこれらの放射線が含まれており, 一つひとつの放射線は両者で変わりない.

放射線には, **電磁波**と**粒子線**がある (表 14・2).

X 線や γ 線は, 可視光線, 紫外線, 赤外線, マイクロ波などと同様の電磁波の一種であるが, 可視光線などの電磁波と異なり, 次のような特徴をもっている (⇨ コラム**1**).

1) 波長がきわめて短い (大きなエネルギーをもつ).
2) 衝突した物質の原子を**電離**させる (原子の軌道電子を原子の外側に追い出し, 原子を正の電気をもった陽イオンと原子核に束縛されない電子に分離する).
3) 衝突した物質の電子を**励起**させる (原子の軌道電子をもとの軌道より原子核から遠い軌道に移動させる).

放射線の種類やエネルギーにより, 物質の中を通り抜ける力 (透過性) や物質に衝突した場合の電離作用などが異なる.

コラム 1 電離放射線と非電離放射線

X 線や γ 線は, 電波や光線と同じ "波" の性質をもった電磁波のひとつである. 電磁波のエネルギーは, 電磁波のもつ波長(周波数)に反比例して大きくなる (波長が短い, すなわち周波数が大きいほどエネルギーが高くなる). 放射線には, 高いエネルギーをもった電磁波 (X 線と γ 線) と高いエネルギーをもって流れる粒子(イオン, 電子, 中性子, 陽子など) があり, 衝突した物質に電離・励起作用を生じさせる. このように高いエネルギーをもった放射線を**電離放射線**とよび, 電離・励起作用をもたない他の電磁波を**非電離放射線**として区別している.

波長が 1 pm (10^{-12} m)〜10 nm (10^{-9} m) 程度の電磁波を X 線という.

第 14 章　放　射　線　　63

表 14・2　おもな放射線

電磁放射線	X 線	原子核の外で発生する電磁波
	γ 線	放射性元素（原子核）から放出される電磁波
電荷をもった粒子線	α 線	放射性元素から放出されるヘリウム原子核
	β 線	放射性元素から放出される電子
	電子線	加速器[†]でエネルギーを高くする.
	陽子線	加速器[†]でエネルギーを高くする.
	重粒子線	加速器[†]でエネルギーを高くする.
電荷をもたない粒子線	中性子線	

†　加速器（リニアック，サイクロトロンなど）：電荷を帯びている電子や陽子を電磁気の作用を利用して真空中で加速し，電子や陽子に高いエネルギーをもたせる装置.　加速器を用いて，放射線治療に用いるエネルギーの高い電子線や陽子線，医療や研究領域で利用する放射性元素が人工的につくられている.

14・3　放射性同位元素と放射性物質

　原子核がひとりでに放射線を出して別の原子核に変わる性質をもつ元素を**放射性同位元素**（**放射性同位体**）という.　原子核が放射線を出して別の元素に変わる性質を**放射能**といい，この現象を**放射壊変**（**壊変**）という.

　放射性同位元素の壊変の際に，α線，β線，γ線などの放射線が放出される.　放射壊変の特徴を表 14・3 に示す.　壊変前の原子核を**親核種**，壊変後にできた原子核を**子孫核種**という.

　自然界には 70 種類以上の放射性同位元素が存在しており，さらに，加速器や原子炉を利用して人工的に作り出された放射性同位元素は 2000 種類以上ある.

　放射性同位元素の集合体である放射性物質は，壊変とともに原子核の数が経時的に減少していく.　原子核の数が最初の半分になる時間を**半減期**（図 14・1）といい，放射性同位元素ごとに半減期の長さは決まっている.　おもな放射性同位元素の半減期を表 14・4 に示す.

表 14・3　原子核の壊変の種類とその例

壊変の種類	放出される放射線	壊　変　の　例
α壊変	α線（ヘリウムの原子核）	ラジウム-226 がα線を放出してラドン-222 になる.
β壊変	β線（電子）	リン-32 は，原子核内の 1 個の中性子が陽子と電子に変わりβ線を放出し，硫黄-32（非放射性元素）となる.
γ壊変	γ線（電磁波）	壊変の起こった後の不安定な原子核が，安定な状態になるために，余分なエネルギーをγ線として放出する.

表 14・4　放射性元素の半減期

放射性元素	半減期	放射性元素	半減期
^{235}U	7.04×10^8 年	^{226}Ra	1600 年
^{238}U	4.47×10^9 年	^{131}I	8.03 日
^{232}Th	1.40×10^{10} 年	^{123}I	13.2 時間
^{137}Cs	30.1 年	^{99m}Tc	6.01 時間
^{134}Cs	2.1 年	^{18}F	109.8 分

† 放射性元素の表記については，§5・1 参照．

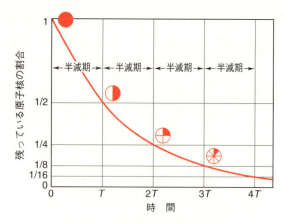

図 14・1　放射性元素の半減期

14・4　医療領域の放射線利用（放射線診療）

　放射線を用いて行われる診断や治療を**放射線診療**といい，表 14・5 のように分類される．放射線がもっている物質を通り抜ける性質（**透過作用**：物質を構成する物体の密度などによって透過する程度が異なる）や，**細胞を死滅させる作用**などを利用して診断や治療が行われる．

　放射線診断は，放射線の透過作用を利用して診断に必要な画像をつくり，**放射線治療**は細胞に対する殺傷作用を利用し，がん細胞を死滅させる．放射線診断に用いられる放射線は，おもに X 線である．放射線治療は，がん組織に放射線を集中させ，がんの周辺の正常な組織にはできるだけ放射線が当たらないように工夫がされている（⇨ コラム❷）．加速器などを用いてエネルギーを高くした電子線，陽子線，重粒子線や放射性元素から放出されるγ線などが治療に用いられる．

　放射線診断のために用いられる CT（コンピューター断層撮影装置）の画像を図 14・2 に示す．

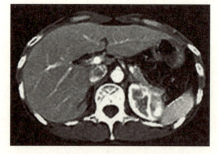

図 14・2　CT 像（造影剤使用後）
出典：県立広島病院（http://hph.pref.hiroshima.jp/iryokankei/chiiki_sec03.html）

表 14・5　放射線診療

診断	放射線診断	X 線撮影装置，CT など	X 線撮影，CT 検査
	核医学診断	インビボ核医学診断	骨シンチグラフィー，心筋シンチグラフィーなど
		インビトロ核医学診断	血液中の微量のホルモンの測定など
治療	放射線治療	リニアック[†1]，加速器，ガンマナイフ[†2] など	がんの治療
		密封した放射性同位元素	前立腺がん，子宮がんなどの治療
	核医学治療		ヨウ素-131 による甲状腺がんの治療

†1　リニアック：放射線治療に用いるためにβ線や X 線を加速し，エネルギーを高くする装置．
†2　ガンマナイフ：病巣部にγ線を集中的に照射させる装置．

第 14 章　放　射　線　　65

コラム**2**　被 曝 と 汚 染

　人体が放射線の曝露を受けることを**被曝**という．人体の外側にある放射線を放出する物質（放射性物質）や，放射線の発生源（X線装置など）からの放射線を曝露することを**外部被曝**といい，体内に摂取した放射性物質から放出される放射線の曝露を受けることを**内部被曝**という．内部被曝の原因となる放射性物質は，口（経口摂取），呼吸を通して肺（吸入摂取）から体内に入る．X線撮影やCTによる被曝は外部被曝であり，PET検査などによる被曝は内部被曝である．

　外部被曝の場合は，人体が放射線にさらされている期間（数秒，ただし，IVR＊などの場合は，患者の状態によりX線にさらされる時間は長くなる場合もある）のみの被曝である．内部被曝の場合は，放射性物質の半減期に従って，放射性物質が体内からなくなるまでの間，被曝が継続する．

　放射性物質による**汚染**とは，密封容器などで密封されていない（非密封）放射性物質が，環境（空気，水など）中に出た状態をいう．核医学診断を受けた患者の尿や汗には非密封の放射性物質が入っており，汚染をひき起こす可能性がある．

＊ IVR（インターベンショナルラジオロジー）はX線を出しながら診療・診断を行う医療機器．

14・5　放射線や放射性物質の量を表す単位

　放射線や放射性物質の量を表す単位を表14・6に示す．

表 14・6　放射線や放射性物質の量を表す単位

単 位 名	物 理 量	定義，適用例
Gy（グレイ）	吸収線量	物質（ヒトを含む）が吸収したエネルギーの量を表す単位．放射線治療や診断の際に汎用される． 1 Gy ＝ 1 J/kg （1 kg の物体に1ジュール〔J〕のエネルギーが与えられたことを示す．）
Sv（シーベルト）	実効線量，等価線量，線量当量	ヒトが受けた放射線の量（被曝線量）を表す単位．看護師らの職業被曝による線量を表すときに使われる． 1 Sv ＝ 1 J/kg
Bq（ベクレル）	放射能	放射性元素の量を表す単位． 1 Bq ＝ 1 壊変/秒 （1 ベクレルは1秒間に1壊変する放射性元素の量）

第Ⅲ部 化　学

　"化学"とは，**物質の構造や性質**を理解したうえで，それらがどのような反応で何に変"化"するのかを研究する"学"問である．

　物質の構造としては，"原子と原子が，どのように**結合**して分子を形作っているのか"が重要である．結合の種類によって生じる**化学反応**の種類が異なり，その結果，何に変化するかが違うからである．たとえば，イオン結合をしている場合には水中で**電離**（陽イオンと陰イオンに分離）することがあり，金属結合をしている場合には電気や熱を伝えやすいうえに，**延性**（針金のように延びる）や**展性**（金箔のように薄く展開する）という特徴をもつ．

　身近な物質の変化の例として，燃焼や鉄のさびは酸素が**化合**（化学的に結合）する"**酸化**"という化学反応である．炭素（C）に酸素（O_2）が化合すること（$C + O_2 = CO_2$）で二酸化炭素（CO_2）という酸化物に変化するのが燃焼であり，酸素が足りない場合には一酸化炭素（CO）が発生する（$2 C + O_2 = 2 CO$）．

　ヒトの肺呼吸も，酸素（O_2）を体内に取込み，二酸化炭素（CO_2）という酸化物を排出していると考えれば，酸化反応である．また，食事として栄養素を摂取した後で消化（酵素により分解）して，エネルギーを取出す反応も化学反応である．体内ではさまざまな化学反応が行われており，それらの化学反応が何らかの原因でトラブルを起こすことで疾患につながっている．たとえば，発疹などの炎症も化学反応により起こっており，それを治すための薬も化学反応を生じさせるものである．また，恒常的に保たれている体温や血液中の pH なども，化学反応の速度が一定に保たれている結果である．

　詳しいことは"生化学"や"薬理学"などとして看護の専門基礎分野で学ぶことになるが，その基礎となる物質の構造（特に，身体の主成分である水や有機化合物など）とその性質（pH など）や基本的な化学反応である酸化還元反応などを理解しておく必要がある．

また，患者さんの年齢や体格，症状の程度などに応じて，投薬などの際の薬の量は個人ごとに異なる．したがって，基本的な濃度計算や，薬物濃度と点滴速度の関係などは，看護の実践力を高め，現場で必要になった際にすぐに対応できるように理解しておくことが大切である．

（高木晴良）

15 物質の分類

15・1 物質の分類
15・1・1 混合物と純物質

自然界の物質は，複数の物質が混じり合ってできている**混合物**である．混合物は複数の物質の割合が一定ではないため，化学式などで表すことができない．空気は，約8割が窒素で，酸素が約2割であり，それ以外の物質もいろいろ混ざった混合物である（図15・1）．一方，ただ1種類の物質からできているものを**純物質**という．

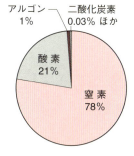

図15・1 空気の成分（体積%）

15・1・2 単体と化合物

純物質は，1種類の元素からできている**単体**と2種類以上の元素が化学的に結合している**化合物**に分類される（図15・2）．

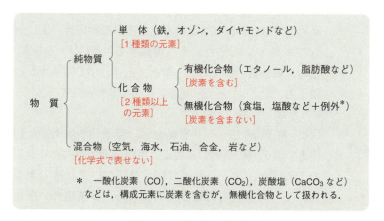

図15・2 物質の分類

"単体"には，アルゴン（Ar）のように原子1つだけで分子を構成しているものと，複数の原子が結合して分子を構成しているものがある．酸素（O_2）とオゾン（O_3）や炭素（C）とダイヤモンド（C）のように，同じ原子の結合でも結合している原子の数や結合の仕方で，性質が異なり名称が違うものがある．

化合物はさらに，構成元素に炭素を含む**有機化合物**と，炭素を含まない**無機化合物**に分けられる（§15・5参照）．

ただし，例外として一酸化炭素（CO），二酸化炭素（CO_2），炭酸塩（$CaCO_3$ など），シアン化物（KCN など）

などは構成元素に炭素を含むが無機化合物として扱われる．これは，歴史的に有機化合物は生物に必要なものであり，無機化合物は生物に不要なものであると考えられていたころの名残である．

15・2 単体・化合物の結合の種類

原子同士の結合には，金属結合，イオン結合，共有結合の3種類があり，分子間の弱い結び付きである水素結合もある．

a. 金属結合 **金属結合**は，金属原子同士が原子間を自由に飛び回る自由電子によって結び付いた状態である（図15・3）．すべての金属が，熱や電気を伝えやすく，針金のように延びる性質（**延性**）や金箔のように薄く広がる性質（**展性**）をもち，**金属光沢**を呈するなどの特徴がある．

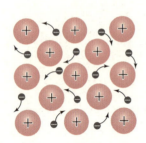

図15・3 金属結合

b. イオン結合 **イオン結合**は，多くの陽イオンの粒子と陰イオンの粒子が電気的に結び付いた状態である（図15・6参照）．小さな磁石が互いに引き合って固まったような結合で，必ずしも1対1に結び付いているわけではない．イオン結合をしている物質は，水に溶かすとイオンに分かれる（**電離する**，図17・2参照）ため，**電解質**といわれる．なお，全体として陽イオンと陰イオンの比率は一定であり，その比率を組成式（§15・3d参照）を用いて明示する．

c. 共有結合 **共有結合**は，炭素間や水素間，炭素と水素の間の結合のように，互いの電子を共有することで安定し，原子と原子が固く結び付いた状態である（図15・4）．複数の電子を共有する（**多重結合**）場合には結合の角度も固定される．分子としてひとまとまりになっているので，共有結合のみで形成された場合には**分子式**を利用する．

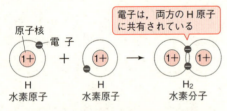

図15・4 水素分子の生成（共有結合）

d. 水素結合 分子内の極性によって生じるプラスとマイナスの部分で，分子同士を弱く結び付けた結合状態である（§17・1・2参照）．プラスの部分は主として水素原子の部分で生じるので，**水素結合**といわれる．マイナスの部分は酸素やフッ素，窒素などである．水の比熱が大きかったり，分子量に比べて沸点が高いなどの特徴をもっているのは，水の分子同士が水素結合をしているからである．また，水素結合は高分子化合物の立体構造の形成などにも大きな役割を果たしている．

ただし，化合物の結合の種類ははっきり区別ができる
ものではなく，中間的なものも存在している．これは，
結合の仕方が構成している原子の**電気陰性度**（マイナス
になりやすさ＝電子を引き付ける力）で決まってくるか
らである（表15・1）．電気陰性度の大きな原子同士は，
（ともに電子を引き合うので）共有結合をするのに対して，
電気陰性度が大きく違う（差が1.7以上）原子の組合わ
せの場合には，電気陰性度の大きな原子が電子を引き込
んで陰イオンになるため，イオン結合をすることにな
る．一方，金属のように電気陰性度の小さい原子同士の
場合には，互いに電子を押し付けあい，その電子が自由
電子となって金属結合している．

なお，これらの結合の物理的な強さは，

共有結合＞イオン結合＞金属結合＞水素結合

の順となっている．

表15・1 おもな元素の電気陰性度

元　素	電気陰性度
フッ素	3.98
酸　素	3.44
塩　素	3.16
炭　素	2.55
水　素	2.20
銅	1.90
鉄	1.83
カルシウム	1.00
ナトリウム	0.93
カリウム	0.82

15・3 化 学 式

純物質がどのような元素でできているのかを示してい
るのが**化学式**である．一般に化学式は，1つの分子を構
成する元素の種類と数を示している．**分子式**，**示性式**，
構造式を使い分けることにより，物質を区別することが
可能になる（表15・2）．

表15・2 エタノールとジメチルエーテル（異性体）の各種の化学式

化学式の種類	エタノール	ジメチルエーテル
分子式	C_2H_6O	C_2H_6O
示性式	C_2H_5OH	$(CH_3)_2O$
構造式	H H | | H-C-C-O-H | | H H	H H | | H-C-O-C-H | | H H

a. 分 子 式　分子式は，1つの分子を構成する元
素の種類と数を示した式であり，共有結合で構成されて
いる場合に用いられる．物質のなかには同じ分子式でも
結合の仕方が異なるために性質の違うものもあり，それ
らを互いに**異性体**という（§15・4参照）．

b. 示 性 式　示性式は，分子のなかでその特徴を
示す**官能基**を表現した化学式であり，異性体を区別する
ことができる．たとえば，エタノール（エチルアルコー

ル，C_2H_5OH）とジメチルエーテル（$(CH_3)_2O$）は，性質が異なるが，“分子式”で表現すると両方とも C_2H_6O と同じ形になってしまうため，“示性式”により区別する必要がある．

c. 構 造 式　**構造式**は，原子の実際の結び付きを線で表現した化学式である．“構造式”を用いると，立体的な構造の違いによって性質が異なる構造異性体（たとえば，α-グルコースと β-グルコースなど）まで区別することができる（図 15・5）．

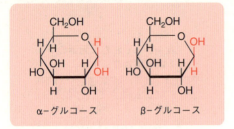

図 15・5　α-グルコースと β-グルコース（構造異性体）

d. 組成式（イオン式）　**組成式**は，イオン結合のように結合している原子の数が一定でなく塊になっている場合に，その塊の陽イオンと陰イオンの数の比率を表現した化学式である．たとえば，NaCl（塩化ナトリウム）の場合には，Na^+ と Cl^- が 1 対 1 の割合で結合していることを表している（図 15・6）．

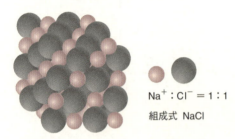

図 15・6　塩化ナトリウムの構成比と組成式

15・4 異 性 体（図 15・7）

15・4・1 構造異性体

分子式は等しいが，原子の結合の仕方や構造が異なる異性体を**構造異性体**という．

異 性 体
- 構造異性体（分子式は等しいが構造式が異なる）
- 立体異性体
  - 幾何異性体：シス形，トランス形
  - 光学異性体：不斉炭素原子をもち，鏡像関係にある

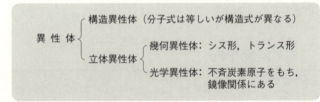

図 15・7　異 性 体 の 分 類

15・4・2 立体異性体

原子のつながり方や結合の種類は同じであるが分子の立体構造が異なる異性体を**立体異性体**という．**幾何異性体**（シス-トランス異性体）と**光学異性体**がある．

a. 幾 何 異 性 体　二重結合をはさんで，同種の原子や原子団が同じ側にあるものを**シス形**，反対側にあるものを**トランス形**という．この両者は，二重結合の部分で自由回転ができないために生じる異性体である（図 15・8）．

図 15・8　幾 何 異 性 体

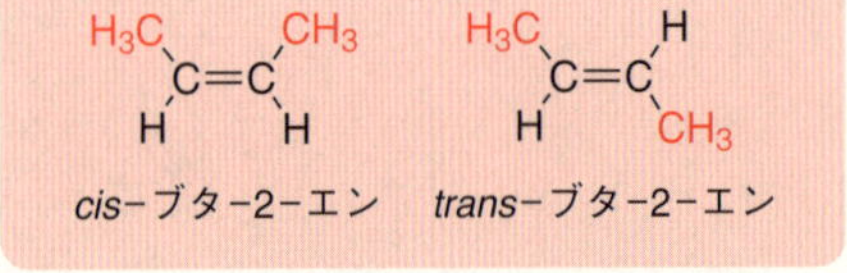

b. 光 学 異 性 体　グリシン以外のアミノ酸のように，炭素原子の 4 本のうでにそれぞれ異なる官能基などが結合したものを，**不斉炭素原子**という．不斉炭素原

子は，立体構造で考えた場合には，正四面体の各頂点に結合軸が配置しているので，構造式が同一であっても，立体的にはどう動かしても重ね合わせることのできないものが存在する（図15・9）．これらは，右手と左手のように，互いに鏡に写した鏡像の関係にある．このように，立体的には重ね合わせることのできない異性体を**光学異性体**，あるいは**鏡像異性体**とよぶ．光学異性体の一方をL体，もう一方をD体という．

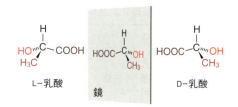

図15・9 光学異性体

光学異性体は，L体とD体とで融点や密度などほとんどの物理的性質は同じであり，化学反応に対する化学的性質も同じである．しかし，**偏光**に対する性質や，また，味やにおいなどの生理作用が異なることがある．偏光については，L体とD体とで，偏光をする向きが逆方向になる．

15・5 無機化合物と有機化合物

無機化合物と有機化合物の特徴を表15・3に示す．

表15・3 有機化合物と無機化合物の特徴

	有機化合物	無機化合物
構成元素	必ず炭素を含む	主として炭素以外
おもな結合	共有結合	イオン結合もある
構成元素	少ない	多い
異性体	多い	少ない
高分子化合物[†]	多い	ない
融点	低い	高い
液溶性	水に溶けにくく，有機溶媒に溶けやすい	水に溶けやすく，有機溶媒に溶けにくい
電離性	非電解質が多い	電解質が多い
燃焼性	可燃性のものが多い	不燃性のものが多い
反応性	遅い	早い

† 分子量1万以上の線状化合物（§16・3参照）

15・5・1 無機化合物

無機化合物とは炭素を含まない化合物であり，金属元素やホウ素（B）やケイ素（Si），窒素（N）やリン（P）などの非金属元素の化合物のことである．水素と結合した水素化合物，酸素と結合した酸化物，主としてイオン結合している水酸化物，ハロゲン化物や硫酸塩，硝酸塩

表 15・4 必須ミネラル（16 種類）

● **多量に必要なミネラル（5 元素）**
ナトリウム，カリウム，カルシウム，
マグネシウム，リン
● **必須微量元素（8 元素）**
鉄，亜鉛，銅，マンガン，ヨウ素，
セレン，クロム，モリブデン
● **その他の必須主要ミネラル（3 元素）**
塩素，硫黄，コバルト

コラム① 必須ミネラル

健康増進法に基づく "日本人の食事摂取基準（2015 年版）" では，多量に必要なミネラルとして，**ナトリウム，カリウム，カルシウム，マグネシウム，リン**の 5 元素，必須微量元素として，**鉄，亜鉛，銅，マンガン，ヨウ素，セレン，クロム，モリブデン**の 8 元素があげられている．なお，残りの必須主要ミネラルである**塩素，硫黄**と，必須微量元素の**コバルト**については，通常の食事をしていれば不足することはないため，上記の "食事摂取基準" には含まれていない．

なお，ミネラルと同じように，ヒトに必須の微量栄養素としては**ビタミン**があるが，ビタミンは動植物が合成した有機化合物である．

などがある．前述のように例外として，一酸化炭素，二酸化炭素，炭酸塩，シアン化物などは，炭素が含まれた化合物であるが，無機化合物として分類する．

[ミネラル（無機質）]

地球上に存在する元素のなかで，主要な栄養素である炭水化物（糖質），脂質，タンパク質の構成元素になっている炭素（C），水素（H），酸素（O），窒素（N）を除いた元素を**ミネラル**（または**無機質**）という．

ミネラルは，栄養素の代謝，体内で pH の調整，筋肉や神経の働きなどに関わっており，生命維持に不可欠であるが，体内で産生できないため食事として摂取する必要がある．特に，カルシウム不足による骨粗鬆症や鉄不足による貧血など，不足すると欠乏症などの不具合が生じる可能性があるものは**必須ミネラル**とよばれ，16 種類の元素がある（表 15・4，⇨ コラム①）．

15・5・2 有機化合物

有機化合物は，歴史的には，生物を構成する化合物，生物がつくり出す化合物というような意味であった．そのため，三大栄養素である炭水化物，タンパク質，脂質などはすべて有機化合物である．炭素と水素を中心に，主として共有結合をしているため，立体的な形が固定されており，構成元素が少なくても異性体が多いという特徴がある．

16 さまざまな有機化合物

16・1 炭化水素

有機化合物のなかで，最も構成元素が少ない種類が**炭化水素**であり，炭素と水素だけからできている．炭化水素は有機化合物の骨幹をなすものであり，ほとんどの有機化合物は，炭化水素にいくつかの官能基がついた形をしている．

炭化水素の種類は数えきれないほどあるが，大きく分類すると，主たる構成元素である炭素が一列に結合している**鎖式炭化水素**（脂肪族炭化水素）と輪状に結合している**環式炭化水素**に分かれる．また，炭素間の共有結合に着目すると，単結合だけで構成された**飽和炭化水素**と，多重結合を含む**不飽和炭化水素**に分けることもできる（図 16・1）．

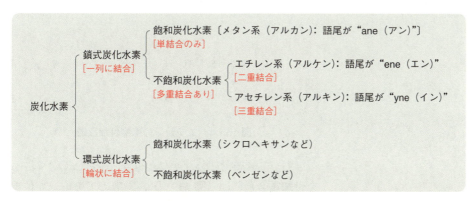

図 16・1　炭化水素の分類

16・1・1　鎖式飽和炭化水素

鎖式飽和炭化水素は**メタン系炭化水素**または**アルカン**といわれ，化学式では C_nH_{2n+2} と書く．炭素数が少ないメタン（CH_4），エタン（C_2H_6），プロパン（C_3H_8），ブタン（C_4H_{10}）は常温で気体である．炭素数が 5 以上になると常温で液体になり，炭素数が 7～10 くらいの混合物がガソリンである．さらに炭素数が多くなると，灯油，軽油，重油と粘性が増し，炭素数が 20 を超えると常温で固体になってくる．なお，炭素数が 20～40 程度の混合物を**パラフィン**という．

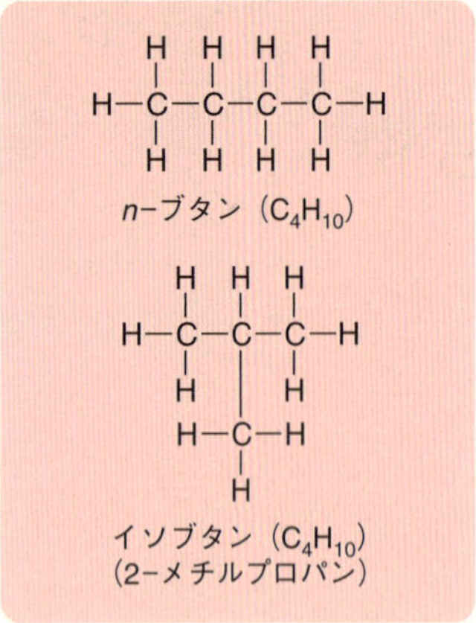

76 第III部 化 学

図 16・2 ブタンの異性体

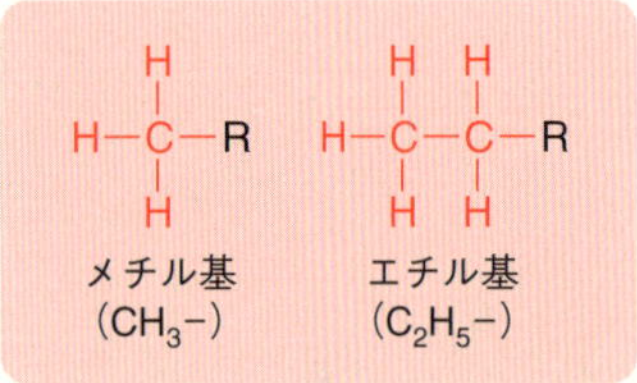

図 16・3 アルキル基の例

炭素数が 4 のブタンには，n-ブタン，イソブタンの2 種類の異性体がある（図 16・2）．炭素数が増えれば，それに伴って枝状の結合が複数考えられるために，多くの異性体が存在する（炭素数 10 のデカンで 75 種）．

鎖式飽和炭化水素は有機化合物の骨格となるアルキル基を形成し，メチル基，エチル基，プロピル基，ブチル基などといわれる（図 16・3）．

16・1・2 鎖式不飽和炭化水素

鎖式飽和炭化水素の炭素間の結合が多重結合になると**鎖式不飽和炭化水素**となる．そのなかで特に二重結合が1 つのものを**エチレン系炭化水素**または**アルケン**という．たとえば，エタンはエチレン（エテン），プロパンはプロペン（プロピレン）というようにエチレン系炭化水素では名称の語尾が変わるのが特徴である．

エチレンの二重結合部分に水素（H_2）を付加反応させるとエタンになる（図 16・4）ことから，（まだ水素が付加する余地がある）水素がまだ一杯ではないという意味で不飽和炭化水素という名称になった．

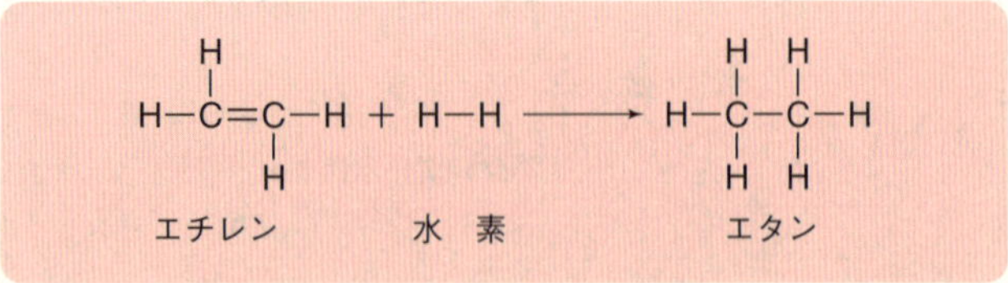

図 16・4 エチレンの水素付加反応

なお，二重結合部分が次々と相互に結合していくことを**付加重合**といい（図 16・5），複数のエチレンが付加重合すると**ポリエチレン**といわれる高分子化合物になる（ポリは多いという意味である）．

また，エチレンの中の水素が 1 つ取れた部分を**ビニル基**といい（図 16・6），塩化ビニルなど，合成有機化合物の原料として重要な化合物を構成する．

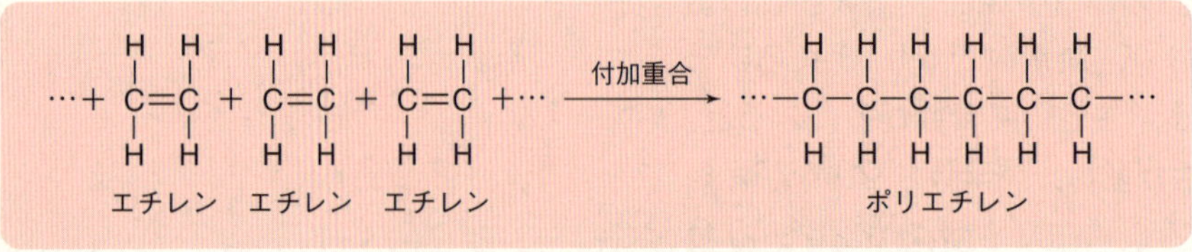

図 16・5 エチレンの付加重合

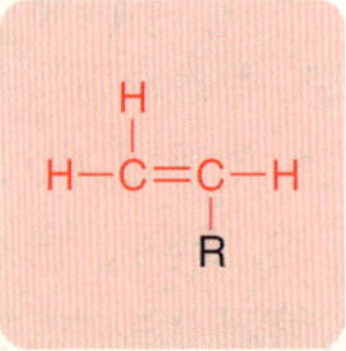

図 16・6 ビニル基

16・1・3 環式炭化水素

環式炭化水素にも，環式飽和炭化水素と環式不飽和炭化水素がある（図 16・7）.

環式飽和炭化水素は先頭にシクロを付けて環状であることを示すシクロヘキサンなどであり，総称としては**シクロアルカン**とよばれる.

環式不飽和炭化水素のうち，中央に六角形の**ベンゼン環**（単結合と二重結合が交互に並び，動的に変化する特殊な環）をもつものは特に**芳香族**といわれる．さらに，ベンゼンの水素が 1 つメチル基に置換されるとトルエン（メチルベンゼン），2 つ置換されるとキシレン（ジメチルベンゼン）といわれる環式不飽和炭化水素になる（図 16・8）.

なお，キシレンのようにベンゼン環の 2 つの水素が置換される場合には，どの位置にメチル基が付いているかによって，**オルト**（o-），**メタ**（m-），**パラ**（p-）の 3 種類が存在する．トルエンはシンナーの原料であり，有機溶媒としてよく利用されている.

さらに，ベンゼン環が複数結合したナフタレンやアントラセンなども存在する.

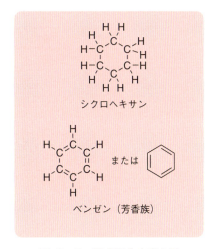

図 16・7 環式炭化水素の例

16・2 官能基をもつ炭化水素
16・2・1 官 能 基

有機化合物の分子のなかで，その物質の特徴を表す部分を**官能基**という（表 16・1）．たとえば，アルコール類のヒドロキシ基，アルデヒド類のアルデヒド基，カルボン酸（脂肪酸）のカルボキシ基，アミンのアミノ基などがある.

表 16・1 官能基の例

官能基	名 称	有機化合物の例
−OH	ヒドロキシ基	エタノール，グリセリン，フェノール
−CHO	アルデヒド基	ホルムアルデヒド，アセトアルデヒド
−COOH	カルボキシ基	酢酸，アクリル酸，リノール酸
−NH$_2$	アミノ基	メチルアミン，アニリン

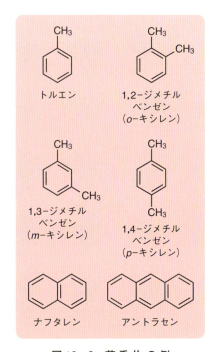

図 16・8 芳香族の例

16・2・2 アルコールとフェノール

鎖式飽和炭化水素の水素が 1 箇所のみヒドロキシ基になっている場合を**1 価のアルコール**という（表 16・2）.

表 16・2 アルコールの分類

アルコールの種類	名　　称	化学式（示性式）	高級・低級
1価アルコール（−OH が1つ）	メタノール（メチルアルコール）	CH_3OH	低　級
	エタノール（エチルアルコール）	C_2H_5OH	低　級
	セタノール	$C_{16}H_{33}OH$	高　級
	ステアリルアルコール	$C_{18}H_{37}OH$	高　級
2価アルコール（−OH が2つ）	エチレングリコール	$C_2H_4(OH)_2$	低　級
	プロピレングリコール	$C_3H_6(OH)_2$	低　級
3価アルコール（−OH が3つ）	グリセリン（グリセロール）	$C_3H_5(OH)_3$	低　級

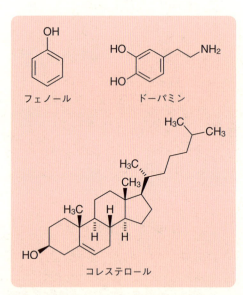

図 16・9　グリセリン

図 16・10　ヒドロキシ基が付加されたおもな芳香族

　炭素数が5個くらいまでの比較的少ないものを**低級アルコール**，多いものを**高級アルコール**として区別する．同様に，ヒドロキシ基が2つあるものを**2価のアルコール（グリコール）**といい，プロパンに3つのヒドロキシ基が付いた**3価のアルコール**を，特に**グリセリン（グリセロール**，図 16・9）という．グリセリンは3価の低級アルコールであり，湿潤剤になるとともに，脂質の原料でもある．

　一方，ベンゼン環の水素の1つがヒドロキシ基になったものを**フェノール**といい，消毒剤などに利用されている（図 16・10）．鎖式のアルコールと同じように，2価や3価のフェノール類もあるが，特に2価のカテコールは，神経伝達物質であるカテコールアミン（ドーパミン，ノルアドレナリン，アドレナリン）の骨格となるものである．ちなみに，コレステロールの語尾が"ール(ol)"となっているのは，ヒドロキシ基が1つ付いているためである．

16・2・3　ケトンとアルデヒド

　1つの炭素に酸素が二重結合している状態の2価の官能基を**カルボニル基**という（表 16・3）．カルボニル基の両方の結合部分にメチル基などのアルキル基が付いた場合は，ケトン類になるので**ケトン基**という．有機物を溶かす有機溶媒やエナメルリムーバーとして利用されているアセトン（ジメチルケトン）などがある．

　結合部分の片方が水素の場合は，アルデヒド類になるので**アルデヒド基**という．両方とも水素が結合した**ホルムアルデヒド**は，水に溶かすとホルマリンになり，シッ

表16・3 おもなケトンとアルデヒド

官能基の種類	名称	化学式 (示性式)	具体例
ケトン基 (-CO-)	アセトン	(CH₃)₂CO	有機溶媒, エナメルリムーバー
アルデヒド基 (-CHO)	ホルムアルデヒド	HCHO	ホルマリン, 合成樹脂
	アセトアルデヒド	CH₃CHO	二日酔いの原因

クハウス症候群の原因でもある. また, メチル基がついた場合は**アセトアルデヒド**という. アセトアルデヒドは, 肝臓でエタノールがアルコールデヒドロゲナーゼ (アルコール脱水素酵素) によって酸化されたときに生じ, 二日酔いの原因だと考えられている (図16・11, 酸化については第19章参照). アルコールに弱い人は, アセトアルデヒドを酢酸に酸化する酵素が不足している.

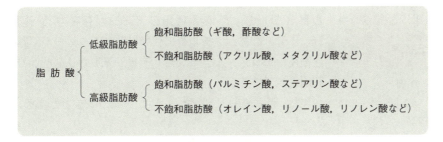

図16・11 エタノールの代謝 (酸化)

16・2・4 カルボン酸

鎖式炭化水素の水素が1箇所のみカルボキシ基になった場合を**鎖式モノカルボン酸** (**脂肪酸, 有機酸**) という.

脂肪酸
- 低級脂肪酸
  - 飽和脂肪酸 (ギ酸, 酢酸など)
  - 不飽和脂肪酸 (アクリル酸, メタクリル酸など)
- 高級脂肪酸
  - 飽和脂肪酸 (パルミチン酸, ステアリン酸など)
  - 不飽和脂肪酸 (オレイン酸, リノール酸, リノレン酸など)

図16・12 脂肪酸の分類

炭素の数によって, 低級脂肪酸と高級脂肪酸があり, 炭素間の結合により飽和脂肪酸と不飽和脂肪酸がある (図16・12).

飽和脂肪酸は, 食物から摂取した場合, 血清総コレス

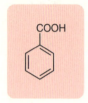

図 16・13 安息香酸

テロール濃度を上昇させる．**不飽和脂肪酸**のなかで，オレイン酸は二重結合が 1 箇所の**一価不飽和脂肪酸**であるが，リノール酸やリノレン酸は不飽和結合が複数あるので**多価不飽和脂肪酸**といわれ，悪玉コレステロールを減らす働きがより強いとされる（§16・2・9 参照）．

なお，ベンゼン環の水素がカルボキシ基になった**芳香族カルボン酸**もある（芳香族の場合には脂肪酸とはいわない）．最も簡単な芳香族カルボン酸である**安息香酸**は，防腐剤などに利用されている（図 16・13）．

16・2・5 ヒドロキシ酸

分子の中にカルボキシ基とヒドロキシ基の両方をもつものを**ヒドロキシ酸**といい，生体内ではエネルギー産生などを行うクエン酸回路（TCA 回路，§23・4 参照）をはじめとして広く分布している（図 16・14）．

乳酸（カルボキシ基 1，ヒドロキシ基 1）やクエン酸（カルボキシ基 3，ヒドロキシ基 1）などは脂肪族のヒドロキシ酸である．サリチル酸（カルボキシ基 1，ヒドロキシ基 1）などのベンゼン環を伴う芳香族のヒドロキシ酸も存在する．

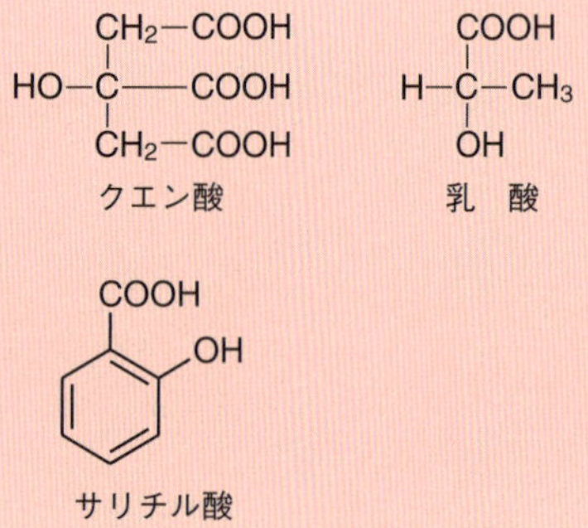

図 16・14 ヒドロキシ酸の例

16・2・6 アミン

アンモニア（NH₃）の水素がアルキル基などに置換されたものを**アミン**といい，弱アルカリ性を示す．いくつの水素が置換されたのかで，**第一級アミン**のメチルアミン（メチル基 1 つ），**第二級アミン**のジメチルアミン（メチル基 2 つ），**第三級アミン**のトリメチルアミン（メチル基 3 つ）のように 3 種類のアミンが存在する（図 16・15）．なお，メチル基の代わりに，エタノールで置き換えたエタノールアミン類もあり，アルカリ剤として利用されている．

また，芳香族のアミンとしては，アニリンなどがある．

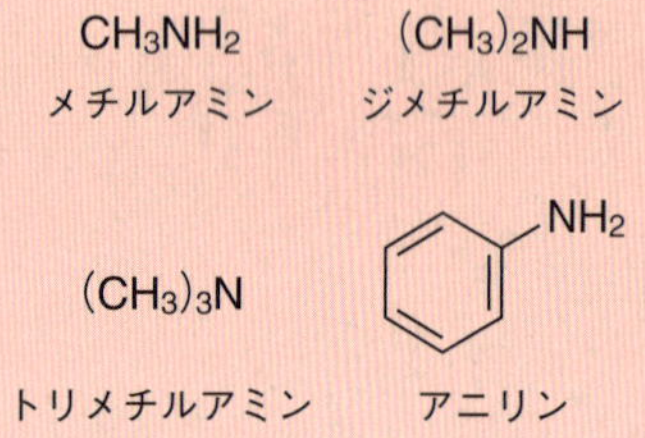

図 16・15 アミンの例

16・2・7 アミノ酸

1 つの分子に，カルボキシ基とアミノ基が付いているものを**アミノ酸**という（図 16・16）．自然界には 500 種類ほどあるともいわれているが，身体を構成するタンパク質の原料となるアミノ酸は同一の炭素にカルボキシ基とアミノ基が結合した α-アミノ酸など 20 種類である．特に体内で十分合成できない 9 種類は**必須アミノ**

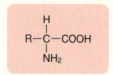

図 16・16　α-アミノ酸の基本形

酸といわれ（表16・4），食物から摂取する必要がある．

最も簡単なアミノ酸はカルボキシ基，アミノ基それぞれ1つをもつグリシンであり，アミノ基が2つあるリシンや，カルボキシ基が2つあるグルタミン酸などがある（図16・17）．

表16・4 必須アミノ酸

トリプトファン	バリン
リシン	ロイシン
メチオニン	イソロイシン
フェニルアラニン	ヒスチジン
トレオニン	

16・2・8 エステルとけん化

酸とアルコールが反応し，水分子が取れて結合した化合物を**エステル**といい，そのときの結合（—COO—）を**エステル結合**という（図16・18）．結合した分子は，水分子の分だけ分子量が小さくなるので，このような結合を**縮合**という．一般にエステルは，"酢酸エチル"，"ステアリン酸メチル" のように，結合する前の酸の名前とアルコールを形成していたアルキル基の名前を合わせた名称になることが多い．

エステルに水酸化ナトリウムなどの塩基を加え，熱して反応させると，エステル内の酸の部分と塩基が中和反応と同じように塩になり，アルコールが分離される．この反応を**けん化**といい，できた塩を "（ナトリウム）セッケン" という（図16・19）．

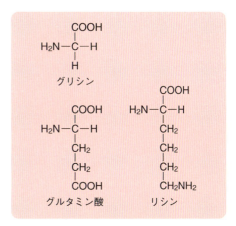

図16・17 アミノ酸の例

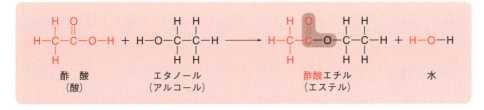

図16・18 エステル結合の生成

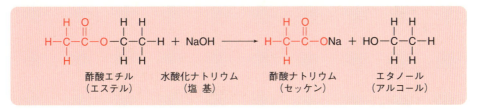

図16・19 けん化の例

16・2・9 油 脂

油脂（脂質）は，3つの脂肪酸と3価アルコールであるグリセリンのエステル（トリグリセリド）の混合物で

あり，生物内に広く分布している．グリセリドを構成する脂肪酸の種類として，高級飽和脂肪酸が多いと固体（**脂肪**）となり，低級脂肪酸や高級不飽和脂肪酸を多く含むと液体（**脂肪油**）となる（図 16・20）．

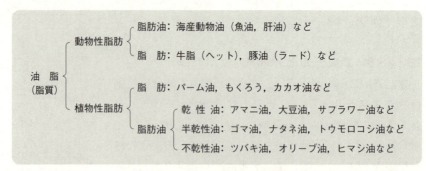

図 16・20 油脂の分類

また，二重結合の少ないオレイン酸が多いと乾燥しにくく（**不乾性油**），二重結合の多い α-リノレン酸が多いと乾燥しやすい（**乾性油**）．

なお，油脂はエステルであり，塩基を加えて熱すると，けん化反応を起こし，セッケンとグリセリンになる．

［**必須脂肪酸**］

身体にとって重要な役割があるのに，ヒトの体内で他の脂肪酸などから産生できないものを**必須脂肪酸**とよび，リノール酸を代表とした **n-6 系脂肪酸**と，α-リノレン酸を代表とした **n-3 系脂肪酸**がある（図 16・21）．

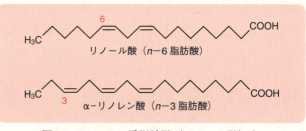

図 16・21 n-6 系脂肪酸（リノール酸）と n-3 系脂肪酸（α-リノレン酸）

n-6 などの数字は，カルボキシ基の反対側の端から数えて何番目に二重結合があるかを示しており，オメガ 6（ω6）脂肪酸，オメガ 3（ω3）脂肪酸などともよばれる．これら必須脂肪酸はバランスよく摂取することが大切である（⇨ **コラム 1**）．

コラム 1 n-6 系脂肪酸と n-3 系脂肪酸

n-6 系脂肪酸は，大豆油やゴマ油などの穀物系植物油に多く含まれるリノール酸やアラキドン酸などであり，血中のコレステロール濃度を低下させる働きがあるとされるが，摂取しすぎるとアレルギーや血栓が生じやすくなるともいわれている．

n-3 系脂肪酸は，アマニ油やエゴマ油に多く含まれる α-リノレン酸やサバやイワシなどの青魚に多く含まれるエイコサペンタエン酸（EPA），ドコサヘキサエン酸（DHA）などであり，動脈硬化の予防（α-リノレン酸）や認知機能改善効果（DHA）があるとされている．

16・3 高分子化合物
16・3・1 天然高分子化合物

生物内で低分子化合物が多く結合（重合）して，分子量 1 万以上になった化合物のことを**天然高分子化合物**という（表 16・5）．

a. 糖類，糖質，炭水化物 　**単糖類**の分子式は，$C_6H_{12}O_6$ である．同じ分子式で異性体がいくつもあり，デンプンなどの原料になるグルコース（ブドウ糖），果実などに含まれるフルクトース（果糖），牛乳などに含まれるガラクトースなどがある．

単糖類が 2 つ縮合したものを**二糖類**といい，分子式では $C_{12}H_{22}O_{11}$ になる．単糖類の組合わせで，グルコースが 2 つ縮合したマルトース（麦芽糖），グルコースとフルクトースが縮合したスクロース（ショ糖），グルコースとガラクトースが縮合したラクトース（乳糖）などがある．単糖類と二糖類とを合わせて**糖類**とよぶ（表 16・6）．

単糖類が数多く縮重合すると**多糖類**になる．たとえばデンプンはα-グルコースが縮重合した多糖類のひとつである．糖類，多糖類および糖アルコール（マルチトールやキシリトールなどの甘味料）の総称が**"糖質"**である．糖質は程度の差はあるものの消化される．単糖を構成成分とするものの消化されないセルロース（β-グルコースが縮重合したもの）などは**食物繊維**といわれる．**炭水化物**はこれら単糖により構成される有機化合物の総称である．

b. タンパク質 　タンパク質は，アミノ酸が縮重合してできたものであり，その縮重合を**ペプチド結合**（**アミド結合**，—CO—NH—）という．具体的には，アミノ酸のカルボキシ基とアミノ基の部分から H_2O が分離（縮合）し，ジペプチドになり，この縮合が繰返されることにより，ポリペプチドつまりタンパク質になる（図 16・22）．

表 16・5　天然高分子化合物の分類

● **多糖類**
・デンプン: α-グルコース（縮重合）
・セルロース: β-グルコース（縮重合）
● **タンパク質**: アミノ酸（縮重合）
● **天然ゴム**: イソプレン（C_5H_8）
　　　　　　　　（付加重合）

表 16・6　単糖類，二糖類，多糖類および食物繊維の例

● **単糖類**（$C_6H_{12}O_6$）
　グルコース，フルクトース，ガラクトース
● **二糖類**（$C_{12}H_{22}O_{11}$）: H_2O が取れて縮合
　マルトース（グルコース＋グルコース）
　スクロース（グルコース＋フルクトース）
　ラクトース（グルコース＋ガラクトース）
● **多糖類**（$C_6H_{10}O_5)_n$）: H_2O が取れて縮重合
　デンプン（多数のα-グルコースの縮重合）
● **食物繊維**
　セルロース（多数のβ-グルコースの縮重合）

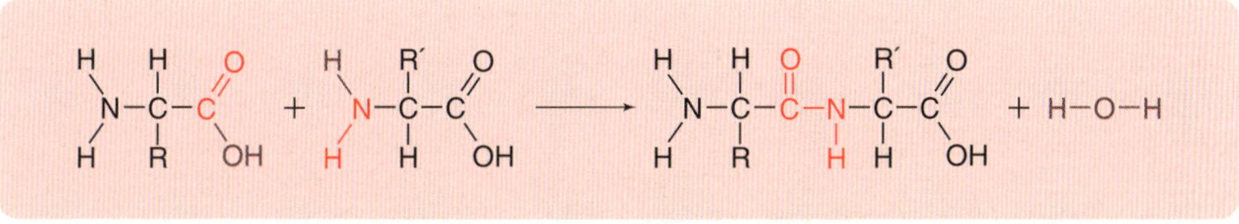

図 16・22　ペプチド結合（アミド結合）

20 種類のアミノ酸だけでできているものが**単純タンパク質**であり，卵白などに含まれるアルブミンのように**可溶性タンパク質**と毛髪，爪などに含まれるケラチンのように**不溶性タンパク質**（硬タンパク質）がある．

また，アミノ酸以外の分子も含むものは**複合タンパク質**といわれ，赤血球に含まれるヘモグロビンが有名であり，アミノ酸以外に鉄を含んでいる．

実際のタンパク質は直線構造ではなく，立体構造になっていることが多い．それは，タンパク質の分子内でイオン結合や水素結合が生じているためである．たとえば，ペプチド結合に使われなかった余分なカルボキシ基やアミノ基によってイオン結合が生じることがある．イオン結合はアルカリ性になると切断されるため，タンパク質はアルカリに弱い．ペプチド結合の際に生じた極性によって水素結合が生じることもある（⇨ コラム**2**）．

タンパク質の立体構造を形づくる結合が，熱や酸・アルカリなどで崩れることを**変性**という．

16・3・2　合成高分子化合物

人工的に**モノマー**（低分子化合物）を重合させて**ポリマー**（高分子化合物）をつくることができる．ポリマーには，比重が小さく（軽い），機械的な強度があり，電気を通さず，空気中で酸化したり分解したりしない（⇨ コラム**3**）．

付加重合を利用してつくった高分子化合物は**熱可塑性樹脂**といわれ，熱で溶ける．具体的には，エチレンを使ったポリエチレンやポリ塩化ビニルなど，アクリル酸エステルなどを使ったアクリル，ブタジエンなどを使った合

コラム 2　髪の毛と水素結合

髪の毛の主要成分である**ケラチン**は，シスチンというアミノ酸を多く含むタンパク質であり，通常のアミノ酸同士の結合であるペプチド結合以外に，水素結合やイオン結合，シスチン結合（ジスルフィド結合）などが存在し，その影響で立体的ならせん構造をしている．

水素結合は弱い結合なので，水分が多くなると切断されるが，乾燥すると再結合する．天然パーマや寝癖が水で濡らすと直毛化するのは水素結合が関係しているからである．

一方，通常のパーマネントウェーブは，**シスチン結**合が関係している．シスチン結合は硫黄同士の強い結合であるため，水分などでは切断されないが，還元反応では切断され，酸化反応で再結合する．そのため，パーマネントウェーブは還元剤でシスチン結合をいったん切断し，任意の形に髪の毛をセットした後，酸化剤で再結合させて形を固定している．つまり，"ハサミで切ったものを，形を整えてホッチキスで再結合している"と考えればよい．せっかくセットしたパーマネントウェーブがすぐに取れてしまう場合には，髪のウェーブを形成したときのホッチキスがうまく機能していないことが考えられる．

第16章　さまざまな有機化合物　　85

コラム❸　モノマーとポリマーの表現

　分子量が1万以上の大きな高分子化合物は，基本となる低分子化合物を重合させることにより生成する．この基本となる低分子化合物を**モノマー**または**単量体**という．モノマー同士が2つ結合したものを**ダイマー**，3つ結合したものを**トリマー**といい，その後は20程度つながった**オリゴマー**を経て，最終的には大きな**ポリマー（重合体）**が形成される．たとえば，エチレンがモノマーで，ポリエチレンがポリマー，グルコースがモノマーで，デンプンがポリマーである．

　モノマーは1種類とは限らない．玩具のブロックや家電の外装，車体の一部などに使われるABS樹脂の場合には，アクリロニトリル，ブタジエン，スチレンの3種類のモノマーが一緒になって**共重合体**とよばれるポリマーを形成しているので，それぞれの頭文字をとって**ABS樹脂**といわれている．

　なお，モノは"1つ"の意味であり，ポリは"たくさん"の意味である．このように化合物の名称は，ギリシャ語の接頭語で数を表すことが多い．下表に例を示す．

表　接頭語の例

数値	接頭語	使用例
1	モノ（mono）	モノマー モノクロロプロパン
2	ジ，ダイ（di）	ダイマー ジメチルエーテル，
3	トリ， トライ（tri）	トリマー トリクロロメタン
4	テトラ（tetra）	テトラクロロベンゼン
5	ペンタ（penta）	ペンタクロロフェノール

成ゴムなどがある．

　一方，**フェノール樹脂**，**尿素樹脂**，**メラミン樹脂**などは，縮重合を利用して作った高分子化合物であるが，熱を加えると立体構造に変性が生じて固まることから，**熱硬化性樹脂**という．また，デンプンやタンパク質などの天然高分子化合物も縮重合であり，熱硬化性がある．

　なお，ペットボトルの原料として有名な**PET（ポリエチレンテレフタレート）**は，エステル結合の縮重合で生成されるポリエステルだが，分子の形状が直線状なので熱可塑性があり，アルカリに弱いという特徴もある．

17 水と電解質

コラム❶ ミネラルウォーターの硬度

市販されているミネラルウォーターにも**軟水**と**硬水**がある. 一般に, 日本のものは軟水が多く, ヨーロッパ系は硬水が多くなっている. これは, 川の水などの表層水は, イオンが溶ける量が少ないので軟水が多く, 深層水のように地中深く染み込んでいる地下水は, 染み込む間にイオンが溶けるため硬水が多くなるという水源の違いが関係している.

硬度が高い水を飲むと下痢などを起こしやすいため注意が必要であり, 乳児のミルクなどには硬度が低い水が使われている. だし汁などには軟水が適しているといわれ, シチューなどは少し硬度がある方が肉を柔らかくするなどの効果があってよいとされている.

17・1 水の性質
17・1・1 硬水と軟水

自然界の水は, ミネラルとよばれる各種イオンや有機物などが混ざった混合物である. そのなかで, カルシウムイオン (Ca^{2+}) とマグネシウムイオン (Mg^{2+}) を多く含む水を**硬水**といい, これらのイオンが少ない**軟水**と区別する (⇨ **コラム❶**). 硬水は, 水中の Ca^{2+} や Mg^{2+} の影響で, 原料などの工業用水として適さない. たとえば, 硬水中ではセッケンが泡立たないという現象が起こる. これは, Ca^{2+} や Mg^{2+} がセッケンの分子と反応して金属セッケンが生じ, 沈殿してしまうためである.

水中の Ca^{2+} や Mg^{2+} の量を 1 L 中の炭酸カルシウム量 〔mg〕に換算して**硬度**とし, 硬度が 100 以上のものを硬水という (ただし, 栄養学では 300 までは**中硬水**とよぶこともある).

[**軟化の方法**]

硬水のなかには, 煮沸することで簡単に軟水に変化させることができる炭酸水素カルシウム系の硬水 (**一時硬水**) と, それ以外の**永久硬水**がある.

一時硬水の場合は, 水を沸騰させると, 水中のイオンが炭酸カルシウムなどになって沈殿 (湯あか) するため, 簡単に軟水に変化 (**軟化**) させることが可能である.

一方, 永久硬水の場合には, **イオン交換樹脂**を利用するなどの特殊な方法を使わないかぎり軟化できない. 陽イオン交換樹脂は, 水中の陽イオンを吸着し, すべて H^+ に交換する働きがあり, 陰イオン交換樹脂は, 水中の陰イオンを吸着し, すべて OH^- に交換する働きがある. そのため, この 2 種類の交換樹脂が詰まった管を通過することで, すべてのイオンを除去できる. このようにしてつくられた水は**脱イオン水** (**イオン交換水**) といわれる.

有機化合物はイオン交換樹脂を使っても除去できないため, 水を蒸発させ, 蒸気を冷やすことで不純物を除いた**蒸留水**をつくる.

表 17・1　医療で用いられる水（第十七改正 日本薬局方より）

水の種類	内容	おもな用途
常水	水道法に基づく水質基準に適合した水（水道水）	飲料水，洗浄水
精製水	イオン交換，蒸留，逆浸透または限外ろ過などにより，"常水"を製した水	製剤原料水
滅菌精製水	"精製水"を滅菌したもの	点眼剤などの調整水
注射用水	"精製水"を蒸留または超ろ過により製した水	注射剤の調整水

さらに，**逆浸透膜**（孔径 2 nm 以下）や**限外ろ過膜**（孔径 10 nm 以下）を使ってろ過することで，目に見えないレベルの病原体（細菌 1～5 μm，ウイルス 20～1000 nm）を除去する．

医療で用いられる水の種類には表 17・1 のようなものがある．

17・1・2　水の極性と水和

電気陰性度（表 15・1 参照）が大きく違う原子が共有結合している分子では，電気陰性度の大きな原子に電子が偏るために，電気的な偏りができる．この分子内に生じる電気的な偏りのことを**極性**という．

水分子の場合には中央に酸素原子があり，その両側に水素原子が共有結合している．酸素原子と水素原子は電気陰性度が大きく違うだけでなく，原子の大きさが違い結合位置が偏っているので，酸素原子の部分にマイナス，水素分子の部分にプラスという電気的な偏り（極性）ができる（図 17・1）．そのため，近くに別の水分子があると水分子間のプラス極性部分とマイナス極性部分で引き合い，**水素結合**が生じる（§15・2 d 参照）．塩化水素（HCl）やアンモニア（NH₃）などのように電気陰性度の大きな原子に水素が結合している場合には極性が発生する．

イオン結合をしている電解質が電離する場合，水の分子のマイナス極性部分が電解質表面の陽イオンの部分に引き寄せられると同時に，水の分子のプラス極性部分が電解質表面の陰イオンの部分に引き寄せられるため，電解質のイオン結合が弱まり，水中に溶け出すことになる（図 17・2）．さらに，水分子が陽イオンや陰イオンの周りを取囲むように配置することで，水分子の中に浮遊できるようになる．この状態を**水和**という．水和反応を起こす水は，溶媒としてさまざまな物質を溶かすことが

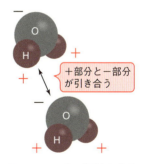

図 17・1　水の極性と水和

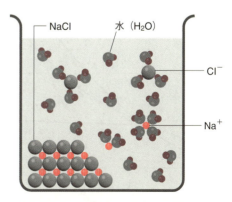

図 17・2　塩化ナトリウムの水和

また，互いに水素結合をしている分子も，電解質と同じように極性部分が水と反応して水和するために，水に溶ける．一方，油のように極性がない物質は水和できないために水に溶けない．

17・2 溶液の性質
17・2・1 溶　　液

2種類以上の物質が均一に混合され，透明になっている液体を**溶液**という．溶かしている物質（液体）を**溶媒**，溶けている物質（塩などの固体や気体，液体）を**溶質**という（図 17・3）．液体同士の溶液では，割合の多い方が溶媒で，少ない方が溶質であるが，片方が水の場合には，水の割合が少なくても，水が溶媒になり水溶液という．たとえば，エタノールと水は任意の割合で混ぜることができ，エタノールの割合の方が水よりもはるかに大きい "80% エタノール水溶液"も存在する．

有機物質のなかで極性のない油などは，水には溶けにくいので，エタノールやベンゼンなどの有機溶媒が使われる．

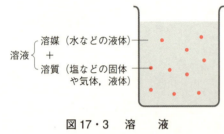

図 17・3　溶　　液

17・2・2 溶　解　度

物質が一定量の液体に溶ける場合，物質の溶ける量には限度がある．溶ける量は，物質の組合わせと温度で決まっている．溶質が溶媒に最大限まで溶けている状態（**飽和状態**）の溶液を**飽和溶液**，まだ限度に達していない溶液を**不飽和溶液**といい，溶媒 100 g に溶ける溶質の最大グラム数（飽和状態のグラム数）を**溶解度**という．

$$溶解度 = \frac{特定の温度における飽和溶液の溶質量〔g〕}{溶媒の重さ〔g〕} \times 100$$

アイスコーヒーには砂糖があまり溶けないが，ホットコーヒーならよく溶けるように，一般に，固体は温度が上昇すると水に対する溶解度が増加する（図 17・4）．ただし，塩化ナトリウム（食塩）は温度が上昇しても溶解度はあまり変わらないし，水酸化カルシウムのように温度が上昇すると溶解度が減少する物質も存在する．

気体の水に対する溶解度は，アンモニアや塩化水素のようによく溶ける気体と，酸素や窒素のように溶けにく

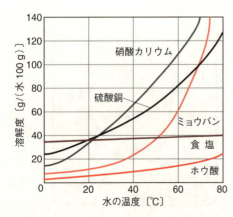

図 17・4　水 100 g に対する溶解度曲線

い気体があり，二酸化炭素や塩素はその中間になる．一般に，気体は温度が上昇すると水に対する溶解度が減少する．冷えていない炭酸水で泡があふれ出てしまうのは，溶解度が低いためである．

17・2・3　濃　　度

溶液中に含まれている溶質の量がどの程度かを示す指標が**濃度**である．量を測る場合，固体は重量の方が計りやすいが，液体は体積の方が計りやすいなどといった状況があるので，状況に応じたさまざまな濃度の表現法がある（表 17・2）．

目的の濃度にするために濃い溶液を薄めたり，濃度を算定することなどは看護の現場でも行われるので，通常の濃度計算だけでなく，濃度間の換算（1％＝10,000 ppm，希釈倍数＝100÷（％濃度），たとえば，50％ の溶液を作るには，原液を 2 倍に薄めるなど）もできるようにしておく必要がある．なお，各種濃度の計算では，常に，溶質（食塩やグルコースなど）の量（単位に注意）を意識することと，最終的な溶液の量（単位に注意）を確認するように注意する．

［当 量 濃 度］

体内の電解質の濃度を考えるときには，**当量濃度**を利用する．水中では電解質はイオンに分かれているために，イオンの個数ではなく，プラスやマイナスの電荷の数が重要だからである．

表 17・2　濃度の表し方

濃度の名称	単位	公式	用途など
（質量）％濃度	％	$\dfrac{溶質の質量〔g〕}{溶液の質量〔g〕} \times 100$	最も標準的な濃度であり，溶質が固体のときに多く使用する．
（容量）％濃度	％	$\dfrac{溶質の体積〔mL〕}{溶液の体積〔mL〕} \times 100$	溶質が液体のときに使用する．
百万分率（ppm）	ppm	$\dfrac{溶質の質量〔g〕}{溶液の質量〔g〕} \times 1{,}000{,}000$	許容濃度など，濃度が薄い場合に利用される．
希釈倍数	倍	$\dfrac{溶液の質量〔g〕}{溶質の質量〔g〕}$	原液を薄めて使用する場合に利用する．（分母と分子が逆となっている点に注意する．）
モル濃度（モーラー）	mol/L（M）	$\dfrac{溶質の物質量〔mol〕}{溶液の体積〔L〕}$	化学的な反応を考える場合に利用する． 物質量〔mol〕＝$\dfrac{物質の質量〔g〕}{物質の分子量〔g/mol〕}$
当量濃度（equivalent）	Eq/L	$\dfrac{溶質の物質量（当量）}{溶液の体積〔L〕} \times$ イオン価数	血液中の電解質濃度を考えるときなどに利用する．（電離した後のモル数で考える．）

たとえば，NaCl は Na$^+$ と Cl$^-$ に電離するので，Na$^+$ 1 mol と Cl$^-$ 1 mol が反応するが，CaCl$_2$ の場合には，Ca^{2+} と Cl$^-$ に電離するので，Ca^{2+} 1 mol には Cl$^-$ 2 mol が反応することになる．これを当量濃度で考えた場合，Ca^{2+} 1 mol はイオン価数が 2 なので，

　　　Ca^{2+} の当量濃度：1 mol × 2 = 2 Eq/L

になり，Cl$^-$ 2 mol はイオン価数が 1 なので，

　　　Cl$^-$ の当量濃度：2 mol × 1 = 2 Eq/L

となることから，両方の値が等しく過不足なく反応することがわかる．つまり，当量濃度は，1 L 中にプラスやマイナスの電荷として何 mol あるのかを示している．

なお，体液や輸液の電解質濃度は，当量濃度の単位として **mEq/L** を用いるので，各濃度間の変換ができるようにしておく必要がある．

17・3　浸　透　圧

つながった 2 部屋でパーティーをする場合を考えよう．図 17・5 のように，部屋（A 室および B 室）に設置された料理のテーブルの数が違っているとする．(a) のように部屋の間にテーブルを移動できるくらい大きな通路があれば，テーブルを B の部屋から A の部屋に動かすことで問題は解決できる（拡散）．しかし，(b) のように間の通路が人しか移動できないほど小さい場合には，テーブルを動かすことはできない．そのため，A の

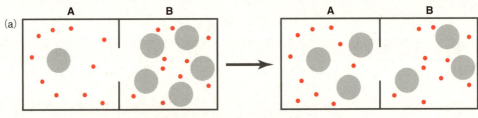

テーブルを移動させることができ，左右の部屋のバランスがとれる

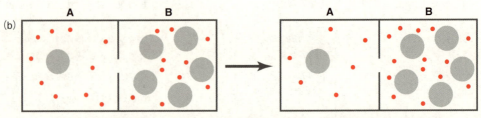

テーブルの移動ができないので，人が右の部屋へ移動し，右の部屋の密度が上がる

図 17・5　パーティー会場と浸透圧　●：人，●：テーブル

部屋から間の通路を通ってBの部屋に入り，ご馳走を食べようとする人が現れ，Bの部屋の人口密度が高くなることが予想できる．

分子の世界でも同じ現象が起こることが知られており，この現象を**浸透**という．つまり，小さい分子（通常は水などの溶媒分子）だけが通過する半透膜の両側で溶質の濃度が違うときに，膜の両側が同じ濃度になろうとして，溶媒が移動する．これにより発生する圧力を**浸透圧**という．膜の両側の濃度差が大きいほど浸透圧が大きくなる（図17・6）．

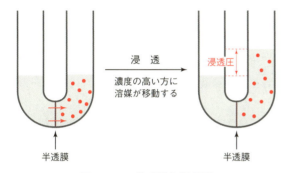

図17・6　半透膜と浸透圧

身近な半透膜としてセロハン紙があるが，膀胱膜などの細胞膜も半透膜であり，体内のさまざまな物質の濃度を調整している．ナメクジに塩をかけたり野菜を塩もみすると水分が外に吸い出されるのは，半透膜である細胞膜の内側よりも細胞膜の外側の方が塩分濃度が濃くなったため，細胞外の塩分濃度を少しでも薄めようとして細胞内の水分が半透膜を透過してくるためである．

なお，同じ濃度になろうとして溶質が移動する現象を**拡散**といい，**人工透析**などはこの原理を利用したものである（⇨ コラム❷）．

> **コラム❷　人工透析の原理**
>
> **人工透析**は，溶液の拡散の原理を利用して血液中から透析液中に不要な物質を取出すものである．たとえば，透析液はカリウム，マグネシウムの濃度が血液より低く，リンを含まないので，これらの物質は血液中から透析液中に排出できる．一方で，透析液中の炭酸水素塩の濃度は血中濃度よりも高いので，人工透析により血液中に供給できることになる．

17・4　コロイドの種類と特徴
17・4・1　コロイド溶液

タンパク質のように，溶液よりも10〜1000倍大きな粒子（**コロイド粒子**）が溶けている液体を**コロイド溶液**（**ゾル**）という（表17・3）．コロイド粒子は，ろ紙は透過できるが，半透膜は透過できない大きさである．コロイド粒子は目で直接確認することはできないが，全体として濁って見える．

92   第III部 化   学

表17・3 コロイドの例

分散媒＼分散相	固　体	液　体	気　体
固　体 ソリッドゾル	オパール, 色ガラス	ヨーグルト, 豆腐 ゲ　ル	スポンジ
液　体 ゾ　ル	泥, 墨汁 懸濁液 （サスペンション）	牛乳, 豆乳 乳濁液 （エマルション）	泡, 生クリーム フォーム
気　体 煙霧質 （エーロゾル）	煙	霧, 雲	———

　コロイド溶液は，液体の中に固体や液体，気体のコロイド粒子が分散している状態であり，泥や墨汁などが代表的である**懸濁液（サスペンション）**，牛乳や豆乳などが該当する**乳濁液（エマルション）**，泡の**フォーム**などが該当する．

　コロイド溶液の場合，溶液と違って物質が溶けているわけではなく粒子が分散しているだけであり，溶媒にあたるものを**分散媒**，溶質にあたる粒子を**分散相**という．

　分散媒と分散相の組合わせで，コロイド溶液以外にもコロイドが存在する．たとえば，煙は炭素の粉が，雲や霧などは水の粒がコロイド粒子になっており，**煙霧質（エーロゾル）**とよばれるコロイドであり，透明ではなく濁って見える．ヨーグルトや豆腐などは，ゾルが固まったものであり，ゲルとよばれ，固体の中にコロイド粒子があると考えられる．

　なお，気体同士は混ぜても濁らないので，気体と気体のコロイドは存在しない．

17・4・2 コロイドの種類

　分子内に極性をもつ高分子などがそのままコロイド粒子になったものを，**分子コロイド**という．極性があり，水と水和しやすいことから**親水性コロイド**ということもある．しかし，親水性コロイドに電解質（塩）を大量に入れると，コロイド粒子が沈殿する．これは，部分的に極性のある分子コロイドの粒子に比べて，電解質（イオン）の方が強い極性をもつ水の分子と相性がよいからである．このように，塩を加えてコロイド粒子を沈殿させる方法を**塩析**という．

第 17 章　水 と 電解質　　93

　金属などの塊がそのままコロイド粒子になったものを
分散コロイド（**疎水コロイド**）という．分散コロイド
の粒子には極性などがないので，電解質を入れると，す
ぐにコロイド粒子が沈殿する．これを**凝析**といい，泥水
に食塩などを加えると泥が沈殿するのは，この現象で
ある．

　そのほかに，セッケンなど小さな分子（低分子）がた
くさん集まって塊（**ミセル**）となり，全体としてコロイ
ド粒子になったものを**ミセルコロイド**（**会合コロイド**）
という．薄いセッケン水は透明なのに，油を混ぜると白
濁するのは，油を中心にミセルが形成されて，ミセルコ
ロイドになったからである（§17・4・4 参照）．

17・4・3　コロイドの特徴

　チンダル現象は，コロイド粒子が大きいので，透過す
る光の一部を反射するために，コロイド中に光の道筋が
見える現象である．たとえば，朝の光がカーテンの隙間
から光のラインとして差し込んでくるのが見えると幻想
的ではあるが，現実的には，部屋の空気中にほこりが舞っ
ており，コロイド粒子として分散しているから，チンダ
ル現象として光のラインが確認できるわけである．

　ブラウン運動は，コロイド粒子が分散媒の衝突により，
不規則な動きをする現象である．先ほどの例では，キラ
キラ輝くほこりの粒が不規則な動きをしていることから，
ブラウン運動が確認できる．

　コロイド粒子はイオンなどより大きく，半透膜を通過
できないため，半透膜を使ってコロイド粒子とイオンを
分離できる．たとえば，半透膜の袋にイオンが混ざった
コロイド溶液を入れて純水に浸ければ，イオンだけが染
み出していくので不純物を除去できる，これを**透析**とい
う（p.91，**コラム2** 参照）．

　コロイド粒子のなかにはプラスまたはマイナスに帯電
しているものがあるため，電極を使って電圧をかけると，
電気的な引力で移動する．これを**電気泳動**といい，溶液
内のコロイド粒子の大きさや量なども推定可能なため，
タンパク質や DNA の分析に利用されている．

17・4・4　セッケンと乳化

　界面活性剤には，水と油の境界面に作用して両者を混

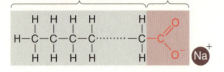

図17・7 ナトリウムセッケンの構造

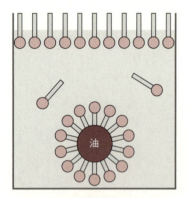

図17・8 セッケン分子による油のミセルコロイド化（乳化）

コラム3　界面活性剤の種類

界面活性剤には，起泡性，洗浄性に優れる普通のセッケンのような**陰イオン（アニオン）界面活性剤**のほか，帯電防止効果，殺菌効果に優れ**逆性セッケン**ともいわれる**陽イオン（カチオン）界面活性剤**，イオンにならないため乳化作用に優れ，乳化剤として利用される**非イオン（ノニオン）界面活性剤**，条件によって陽イオンや陰イオンになるため両方の特徴を併せもつ**両性界面活性剤**などがある．

合させ，表面張力を弱める働きがある．界面活性剤は"1つの分子の中に親水性の部分と親油性（疎水性）の部分がある"という共通の特徴をもっている．

界面活性剤の代表であるナトリウムセッケンは図17・7のような構造をしている．炭化水素の部分は，構造が油そのものであり親油性である．一方，カルボキシ基の部分は水中では電離して，COO⁻と電気を帯びるので親水性である（⇨ **コラム3**）．

このセッケンを水に溶かすと，セッケン濃度が薄い水溶液では，親水性の部分を下にして，表面にセッケン分子が一層に並ぶことになる（図17・8）．濃度が濃くなると表面に並べない分子が増え，水中で集まって，親油性の部分を中央にした**ミセル**になる．つまり，ミセルコロイドが形成され，セッケン水が濁って見えるようになる．

セッケン水溶液中に油があった場合は，その油を中心にしてミセルが形成される．油を中心にしたミセルは，外側から見ると親水性の塊なので，水中に浮かぶことができる．このようにして，油を水中に分散させた乳濁液にすることを**乳化**という．

なお，ミセルが小さくて透明になっている場合を特に**可溶化**といい，そのときのコロイド溶液を**マイクロコロイド**ということもある．

17・5　電解質

電解質は，"陽イオン"と"陰イオン"がイオン結合している物質である．陽イオンと陰イオンは，磁石のように引かれ合って結合しているが，水に入れると電離する（電気を帯びて離れる）．そのため，電解質が溶けた溶液は，電気を通すようになる．電解質（イオン）は，細胞の浸透圧の調整を行い，生体にとって重要な役割を果たす．

17・6　生体と水
17・6・1　生体内の水

ヒトの体内で，水は約60％を占めている（図17・9）．体内の水分量は年齢によって異なり，新生児では体重の70〜80％と多いが，高齢者では50％程度に減少する．体内の水分は，栄養素や老廃物の運搬だけでな

く，水の比熱が大きいことを利用して体温維持にも役立っている．

体細胞の内側と外側には，それぞれ液体（体液）が存在する．体液は，体内のイオンなどを移動させるために必須であり，生体活動において重要な役割をもつ．細胞の外側にある液体を**細胞外液**といい，細胞の内側にある液体を**細胞内液**という．細胞内液は，体内の水分の $\frac{2}{3}$ を占めている．細胞外液はさらに，リンパや血漿などの**管内細胞外液**と，組織の間にある**間質液（組織液）**に分けることができるが，両者を合わせると残りの $\frac{1}{3}$ になる（⇨ コラム❹）．

コラム❹ 浮腫（むくみ）

循環器系（腎臓，肝臓，心臓など）の障害で間質液が過剰に増加した状態を**浮腫**という．皮膚の上から指で数秒間強く押すと指の跡が残るのが特徴であり，**むくみ**ともいう．

浮腫の部位により，**全身性浮腫**と**局所性浮腫**に分けられる．全身性浮腫は，歩行可能な場合には重力の関係などで下腿に発生することが多く，左右対称である．また，まぶたや手の指なども組織圧が低く間質液が溜まりやすいために浮腫が発生しやすい．

局所性浮腫のうち，間質液が胸腔内や腹腔内に溜まった間質液は，**胸水や腹水**といわれる．

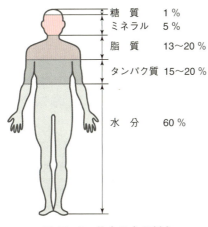

図 17・9　体内の水の割合

17・6・2　水分の代謝

人が水を補給する際は，基本的には口から摂取する．摂取した水は，食道，胃を順に通過して腸に入る．腸に入った水は腸壁で吸収され，血液の血漿に含まれる．血漿に含まれた水は，体中を巡るが，その間に毛細血管から組織間に入り込んで間質液となる．さらに一部は細胞の中に入り込み，細胞内液へと変化する．細胞内液にならなかったものは，毛細血管に戻って血液に混ざり，汗，尿，便などと一緒に体の外へと排出される．

口から摂取した水分（飲み物と食物に含まれている水分）以外にも，体内の燃焼によって得られた水分（代謝水）も水分代謝に利用されている．代謝水は体重に比例しており，体重が 60 kg の人であれば，60 × 5 = 300 mL と推定される（表 17・4）．

一方，身体から出ていく水分としては，皮膚や肺から

表 17・4　水分代謝の例
（体重 60 kg の人の場合）

●摂取・産生など　2500 mL
　食　事　1000 mL
　飲　水　1200 mL
　代謝水　 300 mL

●排泄など　2500 mL
　尿　　1500～2000 mL
　便　　 150～200 mL
　不感蒸泄　900 mL
　・皮膚より　　600 mL
　・呼吸により　300 mL

96　第III部　化　　　学

出る水蒸気（**不感蒸泄**，§25・3 参照），汗，尿，便に混じった水分があげられる．見かけ上は発汗していない状態でも不感蒸泄は行われており，また体内の老廃物を排泄するためにも水分が必要であり，生命維持には水分補給が必須である．多量の発汗や嘔吐などで体内の水分が減った場合には，脱水症状（口渇，皮膚粘膜の乾燥など）をひき起こし，生命に危険が及ぶこともある．不感蒸泄により失われる水分量も体重に比例しており，体重が 60 kg の人であれば，60 × 15 = 900 mL と推定される（表 17・4 参照）．

17・7　生体と電解質

体内にはさまざまなイオンが存在しているが，それぞれのイオンの濃度はある程度一定に保たれている（表 17・5，表 17・6）．各イオン濃度のバランスが乱れると，さまざまな不調が生じる（⇨ コラム **5**）．

表 17・5　電解質イオンの基準値〔mEq/L〕

イオン名	細胞内	細胞外（血液など）	透析液
ナトリウムイオン（Na^+）	15	138〜145	140
カリウムイオン（K^+）	150	3.6〜4.8	2.0
カルシウムイオン（Ca^{2+}）	2	9〜10	2.5〜3.0
クロール（Cl^-）†	1	95〜108	110〜114.5
炭酸水素イオン（HCO_3^-）	10	22〜26	25〜30
マグネシウムイオン（Mg^{2+}）	27	1.5〜2.1	1.0

† 医療の現場では，塩化物イオンをクロールということが多い．

表 17・6　体液中のおもな電解質組成〔mEq/L〕

	量〔L〕	Na^+	K^+	Cl^-	HCO_3^-
唾　液	1.5	30	20	31	15
胃　液	2.5	50	10	110（H^+90）	0
胆　汁	0.5	140	5	105	40
膵　液	0.7	140	5	60	90
小腸液	1.5	120	5	110	35
大腸液	1.0〜1.5	130	10	95	20
汗	0〜3.0	50	5	50	0

コラム **5** 電解質の異常による病態

電解質の過不足によってひき起こされる病態を下表にまとめた.

● **ナトリウムの過不足による病態**

飲水量が不足したり，大量の発汗や下痢・嘔吐などで体内の水分が異常に減少すると，**高ナトリウム血症**となる．一方，多量に水分を摂取したり，腎臓の機能不全で水分の排泄が十分に行われないと，**低ナトリウム血症**となる．

その他の病態の詳細については，本シリーズ"第3巻 病気の成り立ちを知る"を参照．

表　電解質の過不足と関連する病態

ミネラルの過不足		関 連 す る 病 態
ナトリウム（Na^+）	高　値	糖尿病性昏睡，脱水症，クッシング症候群など
	低　値	急性腎炎，慢性腎不全，ネフローゼ症候群，心不全，甲状腺機能低下症，アジソン病，糖尿病性アシドーシスなど
カリウム（K^+）	高　値	急性腎不全，慢性腎不全，アジソン病など
	低　値	呼吸不全症候群，アルドステロン症，クッシング病など
カルシウム（Ca^{2+}）	高　値	悪性腫瘍，多発性骨髄腫，副甲状腺機能亢進症など
	低　値	腎不全，副甲状腺機能低下症，ビタミンD欠乏症など
クロール（Cl^-）	高　値	脱水症，腎不全，過換気症候群など
	低　値	アジソン病，慢性腎炎，肺気腫など

18 酸 と 塩 基

18・1 酸・塩基と電離度

電解質のうち，電離して水素イオン（H^+）を生じる物質を**酸**といい，塩酸（HCl），硝酸（HNO_3），硫酸（H_2SO_4）などの**強酸**や炭酸（H_2CO_3），リン酸（H_3PO_4）などの**弱酸**がある．酸の強弱は電離して生じる水素イオンの濃度で決まる．化学式内に H が多いからといって強い酸とは限らない．なぜなら，物質によって電離する（イオンになる）割合（**電離度**）が異なるので，化学式だけでは酸の強さはわからないからである．通常は，電離する割合が 100 % に近いもの（電離度≒1）を強酸という．

$$電離度 = \frac{電離している電解質〔mol〕}{溶けている電解質全体〔mol〕}$$

なお，酢酸やクエン酸，乳酸のように有機化合物の酸を**有機酸**といい，**無機酸**と区別することもある．
一方，電解質のなかでも，電離して水酸化物イオン（OH^-）を生じる物質を "塩基" または "アルカリ" といい，水酸化カリウム（KOH），水酸化カルシウム（$Ca(OH)_2$），水酸化ナトリウム（NaOH）などの**強塩**

表 18・1 酸と塩基の特徴

	酸	塩 基
イオン	H^+ が多い．	OH^- が多い．
pH[†]	0〜7 未満	7 より大（〜14）
味	酸っぱい	苦 い
皮膚感触	収れん性（スーッとする）	表面溶解（ぬるぬる）
繊維反応性	木綿・麻（植物性）と反応	羊毛・絹（動物性）と反応
リトマス液との反応	青→赤	赤→青
フェノールフタレインとの反応	無 色	赤 紫
強酸・強塩基の例	塩酸（HCl） 硝酸（HNO_3） 硫酸（H_2SO_4）	水酸化カリウム（KOH） 水酸化カルシウム（$Ca(OH)_2$） 水酸化ナトリウム（NaOH）

† pH 7.0 を中性という．

基や，アンモニア（NH₄OH），エタノールアミン（HOC₂H₄NH₂）などの弱塩基がある．塩基の場合も，電離する割合が 100 % に近いものが強塩基である．

酸と塩基のおもな特徴を表 18・1 にまとめる．

18・2 pH（水素イオン指数）

実際の酸や塩基の強さは，酸性を表す**水素イオン（H⁺）濃度**を数値で表した **pH（水素イオン指数）**を用いて表す．純水や水溶液では，水素イオン濃度と水酸化物イオン（OH⁻）濃度の積は 10^{-14} mol/L で一定である（**水のイオン積**）．そのため，水素イオン濃度と水酸化物イオン濃度が等しい中性の水では，両方とも 10^{-7} mol/L になる．また，水素イオン濃度が増えて 10^{-5} mol/L になった場合は，水酸化物イオン濃度は 10^{-9} mol/L になる．ただ，この数値のままでは煩雑なので，10 のべき乗の部分に着目し，マイナスを省略した数値を水素イオン指数（pH）として利用する．

つまり，水素イオン濃度が 10^{-5} mol/L の場合には pH 5，中性の 10^{-7} mol/L の場合には pH 7 となる．一方，水酸化物イオン濃度が増えて 10^{-4} mol/L になった場合には，水素イオン濃度が 10^{-10} mol/L に減るので pH 10 となる（表 18・2，図 18・1，⇨ コラム❶）．

コラム❶ 人体と pH

健康な皮膚の表面は，皮脂膜に含まれる脂肪酸の影響で pH 4.5〜6 の弱酸性になっている．一方，血液などは pH 7.35〜7.45 と弱アルカリ性であり，涙液や唾液も pH 7.2〜7.6 と血液とほぼ同じである．胃液には塩酸が含まれており pH 1〜2 と酸性が強いため，ストレスなどで胃酸が出過ぎたり，胃壁を守るために分泌されている胃粘液が減少すると，胃壁に潰瘍ができる．

健康なヒトの尿は pH 6.0 前後と弱酸性であるが，糖尿病や痛風では酸性が強くなり，尿路感染症や腎不全などではアルカリ性になるなど，疾患によって pH が変わるので，臨床検査項目のひとつとして尿の pH 測定がある．ただし，尿の pH は食事や運動などで大きく変化するため，健常者でも pH 4.5〜8.0 程度の幅がある．たとえば，動物性食品を多く摂取すると酸性に，植物性食品を多く摂取するとアルカリ性になりやすく，運動後は運動時に産生された乳酸のために酸性になりやすい．

なお，尿を放置しておくと，（尿路感染症の場合と同じように）細菌が尿中の尿素を分解してアンモニアを産生するため尿がアルカリ性に傾くので，尿の pH 測定時には注意が必要である

表 18・2　水素イオン濃度と pH

	水素イオン濃度	水酸化物イオン濃度	pH
酸　性	10^{-5} mol/L = 0.000 01 mol/L	10^{-9} mol/L = 0.000 000 001 mol/L	pH 5
中　性	10^{-7} mol/L = 0.000 000 1 mol/L	10^{-7} mol/L = 0.000 000 1 mol/L	pH 7
塩基性	10^{-10} mol/L = 0.000 000 000 1 mol/L	10^{-4} mol/L = 0.000 1 mol/L	pH 10

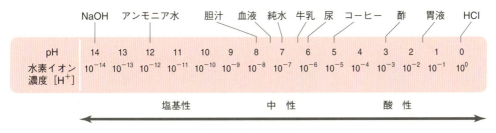

図 18・1　水素イオン濃度と pH の関係

100 第Ⅲ部 化　　　学

$$HCl + NaOH$$
（酸）　（塩基）
$$\rightarrow H^+ + Cl^- + Na^+ + OH^-$$
$$\rightarrow H_2O + Cl^- + Na^+$$
$$\rightarrow H_2O + NaCl$$
　　　　（水）　　（塩）

図 18・2　中和反応の例

18・3　中和反応と加水分解

　酸と塩基を混合すると，水素イオンと水酸化物イオンが反応し合って，水のイオン積（10^{-14} mol/L）を保とうとする．そのため，水素イオン濃度と水酸化物イオン濃度が等しくなるように適量の酸と塩基を混ぜると，2種類のイオン（H^+ と OH^-）のすべてが反応して H_2O（水）になり，中性（pH＝7.0）になる．この反応を**中和反応**といい，このときに生じる電解質を**塩**という．

　たとえば，図 18・2 に示すように，塩酸（HCl）と水酸化ナトリウム（NaOH）を混ぜると，水と塩化ナトリウムになる．

　塩化ナトリウムのように強酸と強塩基が反応してできた塩は，水に溶かしたときに中性のままであるが，硫酸銅（$CuSO_4$）のように，強酸と弱塩基から生じた塩は，水に溶かしたときにそれぞれ水と反応してもとの強酸と弱塩基の性質が生じるので酸性になる．また，炭酸ナトリウム（Na_2CO_3）のように弱酸と強塩基から生じた塩は水に溶かしたときに塩基性になる．

$$NaCl \quad \Rightarrow 強酸 + 強塩基　の塩 \Rightarrow 中　性$$
$$CuSO_4 \quad \Rightarrow 強酸 + 弱塩基　の塩 \Rightarrow 酸　性$$
$$Na_2CO_3 \Rightarrow 弱酸 + 強塩基　の塩 \Rightarrow 塩基性$$

　このように，塩（電解質）を水に溶かすと酸性や塩基性になる反応を**加水分解**という．（中性のときはいわない点に注意する）

18・4　緩衝作用

　水に弱酸とその塩，または弱塩基とその塩を溶かしたものは，酸や塩基を加えても pH が変化しにくいことが知られている．このような作用を**緩衝作用（バッファー作用）**という．

　たとえば，クエン酸とクエン酸ナトリウムが溶けている場合，酸性の物質が溶けて水素イオン濃度を増やそうとすると，クエン酸ナトリウム（弱塩基性）が反応してそれを打ち消すように働く．逆に塩基性の物質が溶けて水酸化物イオン濃度を増やそうとすると，クエン酸（弱酸性）が反応してそれを打ち消すように働く．このため，pH が変わりにくくなると考えればよい（⇨ コラム**2**）．

第18章 酸 と 塩 基　101

コラム❷ アシドーシスとアルカローシス

　ヒトの血液が pH 7.35〜7.45 という狭い範囲に保たれているのも緩衝作用の働きである．血液内の緩衝作用には，**炭酸水素緩衝系（重炭酸緩衝系），ヘモグロビン緩衝系，血漿タンパク質系，リン酸緩衝系**など複数の仕組みがあるが，ここでは臨床的に最も重要な炭酸水素緩衝系を中心に説明する．

　まず，二酸化炭素が水に溶けると炭酸になり，さらに水素イオンと炭酸水素イオンに分かれる．

$$CO_2 + H_2O \rightleftarrows H_2CO_3 \rightleftarrows H^+ + HCO_3^-$$

　血液が酸性に傾く場合には，二酸化炭素が肺で放出され，塩基性に傾く場合は水素イオンが腎臓から放出されることで pH を保つことができるようになっている．しかし，何らかの異常が生じて正常より酸性になった場合（酸血症）の病態を**アシドーシス**，塩基性になってしまった場合（アルカリ血症）の病態を**アルカローシス**という．このような病態が起こってしまうのは，呼吸の調整機能（または代謝性の調節機能）が障害された場合で，それぞれ**呼吸性アシドーシス**（または**呼吸性アルカローシス**），**代謝性アシドーシス**（または**代謝性アルカローシス**）といわれる（下表）．

　a．呼吸性アシドーシス　　呼吸がうまくできなくなり，CO_2 が体内に溜まり過ぎて血液が酸性になってしまった状態であり，動脈中の二酸化炭素分圧の上昇（$PaCO_2 > 45$ Torr）がみられる（$PaCO_2$ の正常値は 35〜45 Torr）．

　b．呼吸性アルカローシス　　呼吸をし過ぎて（過換気症候群），CO_2 が体外に出過ぎてしまったために血液が塩基性になった状態であり，動脈中の二酸化炭素分圧の減少（$PaCO_2 < 35$ Torr）がみられる．

　c．代謝性アシドーシス　　腎臓の異常により腎臓の再吸収機能が低下したり，下痢で消化管から炭酸水素イオンが排出され過ぎてしまったり，またはショックで乳酸ができるなどして酸が急に増え過ぎてしまった状態であり，血液中の炭酸水素イオンの減少（$HCO_3^- < 22$ mEq/L）がみられる（HCO_3^- の正常値は 22〜26 mEq/L）．

　d．代謝性アルカローシス　　利尿薬により腎臓での炭酸水素イオンの再吸収が促進されたり，大量嘔吐で胃液（酸）が体外に出過ぎてしまった状態であり，血液中の炭酸水素イオンの増加（$HCO_3^- > 26$ mEq/L）がみられる．

　e．BE（Base Excess；塩基過剰）　　血液中の炭酸水素イオン（HCO_3^-）の量は $PaCO_2$ に依存するので，$PaCO_2$ が正常（35〜45 Torr）でないときにも，HCO_3^- の量の正常時と比較した増減がわかるようにした指標であり，正常範囲は -2〜$+2$ mEq/L である．

表　動脈血ガス分析値によるアシドーシスとアルカローシスの識別

病　　態		pH	二酸化炭素分圧（$PaCO_2$）	HCO_3^-	BE（塩基過剰）
代謝性アシドーシス	ショック，腎不全，下痢，糖尿病など	↓	→	↓	↓
呼吸性アシドーシス	呼吸不全，睡眠時無呼吸症候群など	↓	↑	→	→
代謝性アルカローシス	嘔吐，低カリウム血症など	↑	→	↑	↑
呼吸性アルカローシス	過換気症候群など	↑	↓	→	→

↑: 上昇，↓: 低下，→: 変化なし．

19 酸化と還元

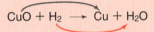

図 19・1 酸化銅と水素の反応

19・1 酸化還元反応

化学反応の結果，酸素が増える反応を**酸化**，逆に酸素が減る反応を**還元**という．酸化と還元は常に同時に起こっており，酸化銅と水素が反応する場合には，酸化銅に含まれる銅は還元され，同時に水素は酸化されている（図 19・1）．そのため，酸化と還元をまとめて**酸化還元反応**という．

身近な化学反応のほとんどは酸化還元反応であり，物が燃焼する反応や金属がさびる反応は，空気中の酸素による酸化反応である（⇨ コラム 1）．

さらに，酸素の増減だけではなく，水素や電子の増減に関しても酸化還元反応と考える（表 19・1）．原子の電子が増減してイオンになったり，イオンが原子になる現象も酸化還元反応である（図 19・2）．

表 19・1 酸化と還元

	酸 化	還 元
酸 素	増える	減 る
水 素	減 る	増える
電 子	減 る	増える

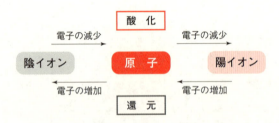

図 19・2 電子の増減による酸化と還元

19・2 酸化剤と還元剤

反応相手を酸化させる物質を**酸化剤**といい，還元させる物質を**還元剤**という．酸化と還元は同時に起こるために，相手を酸化するということは，酸化剤自身は還元されやすい物質である必要がある．

酸素を含む空気や酸素自体も酸化剤であるが，酸化剤のなかでも，オゾンや過酸化水素などの過酸化物は，自分自身が余分な酸素原子をもっているため，相手の物質に酸素を与えやすいという性質がある．また，塩素などのハロゲンは陰イオンになりやすく，相手の電子を奪いやすいという性質があるために酸化剤になる．一方，相手に水素を与えやすい物質や相手の酸素を奪いやすい物

コラム 1　さ　び

身近にある金属である鉄は，常温で表面に水分が付くと付着した水分の中にイオンとして溶け出し，空気中の酸素と反応して酸化鉄（Ⅲ価）である**赤さび**（Fe_2O_3）になる．この赤さびは徐々に内部までボロボロにしてしまうので，何らかの方法で防ぐ必要がある．一方，同じ鉄を高温で急激に酸化した場合には，表面に**黒さび**（Fe_3O_4）が発生する．黒さびは表面にのみ発生し中まで浸透しないという特徴があるので，包丁などの赤さびを防ぐためにも利用される．

このほか鉄のさびを防ぐ方法としては，常に水気をとる，ペンキや油を塗る，トタン（Zn）やブリキ（Sn）のように表面をメッキをする，ステンレス鋼*などの合金にする，などが考えられる．

* ステンレス鋼は，鋼（鉄に炭素 1% 程度を含む）にクロムを 13% 程度混ぜた混合物で，さびにくいのが特徴である．

質，または，自分自身が陽イオンになりやすい（イオン化傾向の大きい）金属元素などは還元剤である（表19・2，§5・7参照）．

19・3　酸化防止剤

　食品などが酸化して変質することを防ぐために，食品添加物として**酸化防止剤**が添加されていることが多い．特に油脂類が酸化されると，色や風味だけでなく，消化にも適さなくなる（**油脂の酸敗**）．以前はBHT（ジブチルヒドロキシトルエン），BHA（ブチルヒドロキシアニソール）などの合成酸化防止剤が多く利用されていたが，現在は水溶性抗酸化物質として**ビタミンC（アスコルビン酸）**，脂溶性抗酸化物質として**ビタミンE（トコフェロール）**などが多く利用されている．

　酸化防止剤は製品中の成分の身代わりとなって酸化されることにより，製品そのものの酸化を防止するため，自分自身が酸化されやすい性質があり，一種の還元剤である．食品などに添加される酸化防止剤の場合には，酸化後の酸化防止剤が無害であることも重要である．

19・4　燃　焼

　燃焼物質に含まれる炭素（C）が酸化されて，すべてCO_2になった場合を**完全燃焼**，酸素が不足して一部がCOになった場合を**不完全燃焼**という．なお，炭化水素が燃焼する場合には，水素の部分も酸化されてH_2Oも同時に発生する．

　物質が燃焼するためには，1）燃えるものがある，2）酸素が十分ある，3）温度が十分高い，という3つの条件（**燃焼の三条件**）が必須であり，そのひとつでも欠けると燃焼を続けることはできない．そのため消火の際には，燃焼部分を覆って酸素供給を妨げたり，水をかけて燃焼部分の温度を下げるなどの方法をとっている．

　細かな可燃粒子が空気中に浮遊している状態で燃焼が始まると，燃焼が爆発的に広がって粉塵爆発を起こすことが知られているが，可燃粒子の密度が濃過ぎる場合には酸素が不十分になるため，また，薄すぎる場合には燃焼による熱量が周りの粒子に伝わらないために，燃焼の三条件が揃わなくなり粉塵爆発を起こさない．

表19・2　酸化剤と還元剤の例

酸 化 剤	還 元 剤
酸　素（O_2）	水　素（H_2）
オゾン（O_3）	硫化水素（H_2S）
過酸化水素（H_2O_2）	ナトリウム（Na）
過マンガン酸カリウム（$KMnO_2$）	二酸化硫黄（SO_2）
塩　素（Cl_2）	炭　素（C）
次亜塩素酸ナトリウム（NaClO）	シュウ酸〔$(COOH)_2$〕

●**燃焼の三条件**

・燃えるものがある
・酸素が十分ある
・温度が十分高い

19・5　酸化還元酵素

　生体内で起こる消化，吸収，代謝などのさまざまな化学反応に対して，触媒として働く分子のことを**酵素**という（§22・3・2 参照）．主として体内で産生されるタンパク質なので，熱やpHによって変性し，触媒としての活性を失うことがある．そのなかで，酸化還元反応に関係するものを**酸化還元酵素（オキシドレダクターゼ）**といい，酸素を付加するオキシダーゼ，還元するレダクターゼ，水素を除去（脱水素）するデヒドロゲナーゼなどがある．

19・6　細胞内の酸化還元反応

　体内に吸収された栄養素は，細胞内のミトコンドリアで血液により運ばれた酸素を使って燃焼（酸化）され，エネルギーの産生に使われる．しかし，この反応で数％の酸素は完全に還元されずに，電子が足りない**スーパーオキシド**（$\cdot O_2{}^-$）となる．

　このスーパーオキシドは，互いに反応することで，より酸化力の強い**過酸化水素**（H_2O_2）に変化し，さらに鉄イオンの触媒作用により，もっと酸化力の強い**ヒドロキシルラジカル**（$\cdot OH$）に変化する．これら，スーパーオキシド，過酸化水素，ヒドロキシルラジカルなどは，化学的に強い活性があるため**活性酸素種**とよばれ，老化や発がんなどと関係があると考えられている．

　また，細胞が放射線や紫外線を浴びるとやはり活性酸素が産生されると考えられている．

第 IV 部　生　物

　最初の生物の誕生は約 40 億年前であるとされている．それは現在の細菌類のような，単純な構造の単細胞生物であった．その後，約 27 億年前には，みずから光合成を行って有機物を合成するシアノバクテリアが地球上に繁栄する．その結果，現在は大気中の成分として当たり前に存在する**酸素**が多量に放出されることになる．この酸素を利用して有機物を分解し，エネルギーを効率よく得る**呼吸**を行う生物が現れた．

　一方，高層大気（地上 15～50 km）においては，太陽光に含まれる紫外線によりこの酸素（O_2）が**オゾン**（O_3）に変化し，約 5 億年前，ここにオゾン層が形成された．このオゾン層が生物にとって有害な紫外線を吸収することによって，地表は，生物が陸上に進出することが可能な環境になり，その結果，多様な生物が"**進化**"した．

　地球上に存在するすべての生物は遺伝子を介してそれぞれの生物の生存に必要な情報を次世代に伝達（**遺伝**）しつつ個体を再生産している．単純にいってしまえば，"遺伝"は"親に似ること"で，"進化"は"親に似ないこと"である．生物が環境因子と関わりあい，さらに他の生物との関係（捕食など）のなかで生きていく際，親に似ることが有利であることもあれば，その逆に生存にとって不利になることもありうる．

　"遺伝"は**遺伝子**がその役割を担うが，それは必ずしも忠実に親の形質を次世代に伝えることにはなっていない．いわゆる**突然変異**がそれである．突然変異は生物の個体あるいは個体群を維持するうえで不利なこととは限らない．たとえば，海の魚は背側が青色で腹側が白色であるものが多い．魚類の進化の過程ではこの 2 つの色の組合わせだけではなく，さまざまな色の魚が出現したはずである．しかし，背側が青色の魚は海面近くを泳いでいても上空を飛ぶ鳥からは海の色に紛れて見つかりにくい．一方，腹側が白色の魚は海面から差し込む太陽

光に紛れて海から狙う大型魚からは見えにくい．すなわち，海の魚には遺伝子の突然変異により，いろいろな色の組合わせが出現したであろうが，背側が青色かつ腹側が白色という形質が最も他の生物から捕食されにくいため結果として生き残り，さらにその形質を代々伝えていくことになった．さまざまな突然変異のなかで生存に有利なものが優先的に次世代に受け継がれること，これが生物の進化の基本である．

　ヒトは 40 億年にわたって地球上で進化してきた，遺伝子総体としての生物の一表現型である．一人のヒトは 60 兆個（37 兆個との説もあり）もの細胞からなっており，その細胞の集まりである組織，さらにはその組織の集合体である臓器によって生命活動が営まれている．その複雑な生命活動を理解しながら臨床現場で患者さんの病状，あるいは患者さんの生活をみていくことにより，生命を救う意味と患者さんの生活を支えていく意味とを見いだせるものと期待している．

（今井秀樹）

20 細胞の構造と機能

　地球上に生活するさまざまな生物の最小構成単位は**細胞**である．生物の誕生，成長，遺伝あるいは進化といったさまざまな生物の営みはこの細胞の働きの総体である．この章では，細胞がどのような構造と機能をもっているか理解するための基本的な知識を述べる．

20・1　細胞の構造
20・1・1　細胞の大きさと形

　細胞の一つひとつは肉眼で見ることができないほど小さいものが多いが，なかには，ニワトリの卵のように1つの細胞として大きなものもある（図20・1）．

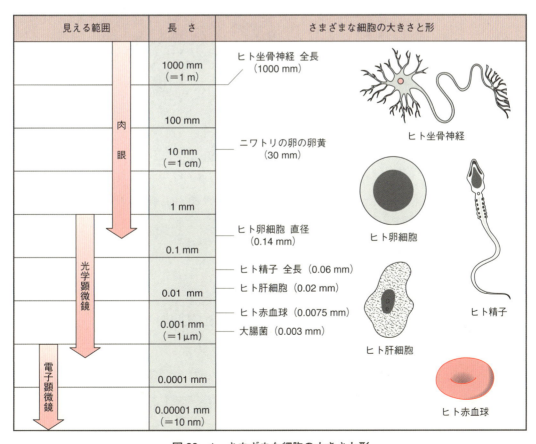

図20・1　さまざまな細胞の大きさと形

コラム 1 細胞の構造
最初に細胞を発見したのは，ばねの弾性率に関するフックの法則（§8・9 参照）で有名なロバート・フック（Robert Hooke）である．1665 年，フックはコルクの切片を自作の顕微鏡で観察し，ハチの巣のような多数の小分画を確認した．彼はこれを"細胞（cell）"と名付けた．

20・1・2 細胞を構成するもの

細胞の大きさや形はさまざまである．しかし，それぞれの細胞の構造には共通するものも多い．ヒトの身体を構成する核をもつ細胞（**真核細胞**）を例にして細胞の構造を理解する（図 20・2, ⇨ コラム1）．

a. 核　それぞれの細胞には 1 個の**核**がある．核の形は球形あるいは楕円形で，直径は 3〜10 μm である．二重の薄い膜でできた**核膜**に覆われており，その表面には**核膜孔**という穴がある．この核膜孔から**核酸**などの物質が出入りしている．核の内部には**デオキシリボ核酸**（**DNA**）とタンパク質からなる**染色体**がある．なお，ヒトの赤血球は核をもたない．

b. 細 胞 膜（図 20・3）　おもに**リン脂質**（リン酸エステルをもった脂質）とタンパク質でできた厚さ 5〜6 μm の膜である．リン脂質には親水性の部分（水

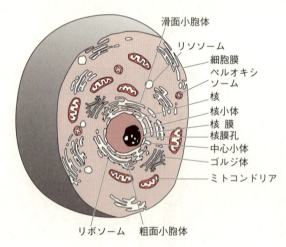

図 20・2　細 胞 の 構 造

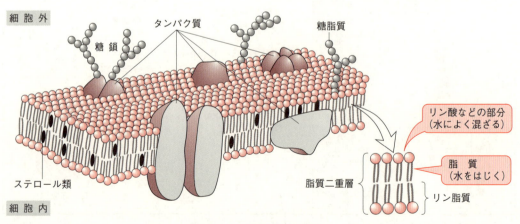

図 20・3　細 胞 膜 の 構 造

に混ざりやすいリン酸の部分）と疎水性の部分（水をはじく脂質の部分）とがあるが，細胞膜はリン脂質の疎水性の部分が向き合う形で広がった構造をもつ．

c．細 胞 質 核と細胞膜の間の部分を**細胞質**とよぶ．ここにはミトコンドリア，リソソーム，リボソームなどの**細胞小器官**がある（図 20・2 参照）．細胞質内の細胞小器官の間を満たしている部分を**細胞基質**という．

d．ミトコンドリア 幅約 0.5 μm，長さ 1～10 μm の棒状を呈し，有機物から生存に必要なエネルギーを産み出す作用である**呼吸**を行っている（図 20・4, ⇨ コラム 2）．

e．粗面小胞体 表面に**リボソーム**が付着している．タンパク質やムコ多糖類の合成・分泌が行われる．

f．滑面小胞体 リボソームは付着していない．糖・脂質代謝（ステロイドホルモンの合成など）や解毒が行われる．

g．リボソーム 核から遺伝情報を運んできた**リボ核酸（RNA）**をもとに，タンパク質を合成する場所である．

h．リソソーム 細胞内に取込まれた細菌などの外来物質や，古くなった細胞成分などを消化する場所である．

i．ゴルジ体 積み重なった皿状の嚢の集合体．粗面小胞体でつくられたタンパク質に，糖，リン酸，硫酸，脂質などを結合させて，さまざまな生理的機能をもつようにする場所である（図 20・5, ⇨ コラム 3）．

j．中心小体 細胞分裂の際に細胞の両極に移動し，染色体を引き寄せる器官．普段は細胞内に 2 つの中心小体が図 20・6 のような状態で寄り添っている．

> **コラム 2 別の生き物だったミトコンドリア**
>
> およそ 20 億年前に大気中の酸素濃度が 1 % を超え，好気的酸化が可能な環境になると，好気性細菌が誕生し，まもなく何らかの理由で真核細胞内に入り込んで共生を始めた．これがミトコンドリアの起源と考えられている．遺伝子構造の共通性からみて，この細菌は，現在の真正細菌の α プロテオバクテリアというグループのリケッチアに近い細菌であったとされている．

> **コラム 3 ゴ ル ジ 体**
>
> この名前は発見者であるイタリアの内科医カミッロ・ゴルジ（Camillo Golgi）に由来する．彼はこのほかにも，クロム酸銀の粒子を神経鞘に固定させ，神経細胞の突起部分をクロム酸銀により染め出す染色法（**ゴルジ染色法**）の開発や，腱（筋肉が骨につく部分）にある感覚器官（**ゴルジ腱器官**）の発見などで名を残している．

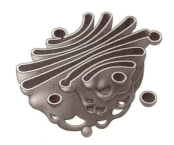

図 20・5 ゴルジ体の模式図　M.Cain *et al*., "Discover Biology", 2nd Ed., Sinauer Associates（2002）の図 6.6 を改変．

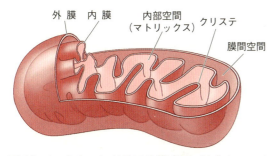

図 20・4 ミトコンドリアの模式図　M.Cain *et al*., "Discover Biology", 2nd Ed., Sinauer Associates（2002）の図 6.9 を改変．

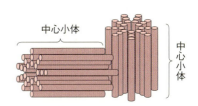

図 20・6 中 心 小 体

20・2 細胞の機能
20・2・1 エネルギー産生

細胞では **ATP**（**アデノシン三リン酸**）とよばれる物質が**エネルギーの貯蔵庫**となっている．ATPは，塩基の一種アデニンと糖の一種リボースが結合したアデノシンに3分子のリン酸が結合した化合物である．

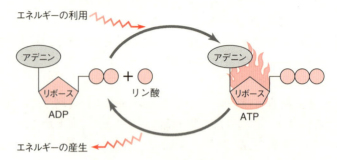

図20・7　ATPとエネルギー産生

ATPがミトコンドリアにおいて加水分解によりADP（アデノシン二リン酸）になる際にエネルギーが放出される．このエネルギーは筋収縮や物質の輸送など細胞のさまざまな活動のために利用される．また，ミトコンドリアでは食物由来のエネルギーにより，ADPとリン酸から再びATPが合成される（図20・7）．

20・2・2 細胞分裂

細胞は分裂する際に新しくできた細胞（**娘細胞**）に遺伝情報を伝える．この過程で重要な役割を担うのが**DNA**（**デオキシリボ核酸**）である．DNAが細胞内で遺伝情報を保持し，細胞分裂の際に遺伝情報が娘細胞に伝えられる仕組みは以下のとおりである（第29章参照）．

a. DNA　　細胞内の核とミトコンドリアに存在するDNAは**塩基**（ヌクレオチドを構成する物質のうち窒素を含む化合物）に**糖**と**リン酸**が結合した**ヌクレオチド**鎖からできている．DNAに含まれる塩基は**アデニン**（略称 **A**；以下同じ），**グアニン**（**G**），**チミン**（**T**）および**シトシン**（**C**）の4つである．

DNAは，2本のヌクレオチド鎖による二重らせん構造をもつ．2本のヌクレオチド鎖はそれぞれ塩基を内側にしており，塩基同士はアデニンとチミン，グアニンとシトシンが特異的に結合して塩基対を形成している（図20・8，⇨ コラム4）．

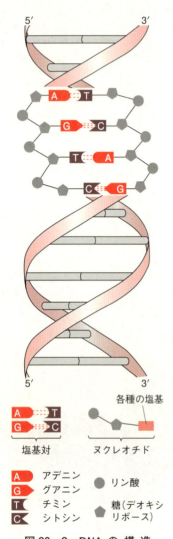

図20・8　DNAの構造

コラム4　5′末端と3′末端

ヌクレオチドには方向性があり，それぞれの末端を"5′（5ダッシュ）"，"3′"とよぶ．ヌクレオチド同士が結合するとき，必ず5′には相手の3′が，3′には別の相手の5′が結合し，結合した複数のヌクレオチド（ポリヌクレオチドとよぶ）の両末端をそれぞれ"5′末端"，"3′末端"とよぶ．

ヒトのすべての細胞の核にある DNA はまったく同じ塩基対の並び（**塩基配列**）をもっている．ヒト DNA の塩基対は全部で 64 億塩基対（父親由来と母親由来がそれぞれ 32 億塩基対）あり，細胞核の中では折りたたまれているが，伸ばすとその長さは約 2 m にも及ぶ．このすべての塩基対のうち数％ が遺伝子として機能しており，塩基配列という形で**タンパク質の情報**（タンパク質そのものではないことに注意）を保持している．ある特定のきっかけが細胞に働くと 1 つあるいは複数の遺伝子が働き（**遺伝子発現**という），遺伝子がもつ情報に従ってタンパク質が合成される．

b. 細 胞 分 裂　ヒトの身体を構成する細胞の数は 60 兆個とも 37 兆個ともいわれているが，それらの一部には分裂して**娘細胞**をつくっているものがある．娘細胞の DNA はもとの細胞と同一の塩基配列をもつ．これは細胞分裂の際にもとの細胞の核内で DNA が 2 本のヌクレオチド鎖に分かれ，それぞれのヌクレオチド鎖に相補的な塩基をもつヌクレオチドが結合し，さらにそれを DNA ポリメラーゼとよばれる酵素がつなぐことによって，2 組の同一の DNA ができる（複製）からである（図 20・9，⇨ コラム 5）．

コラム 5　岡崎フラグメント

DNA ポリメラーゼによる DNA の合成は 5′ 末端から 3′ 末端への方向にしか行えないが，二本鎖のもう一方では 3′ 末端から 5′ 末端への方向の合成を必要とする．そのため DNA 合成は段階的に行われる．まず DNA プライマーゼによって数塩基からなる短い RNA（プライマー）が合成され，つづいてその 3′ 末端から DNA ポリメラーゼによって DNA が合成される．こうしてできるのが，発見者（岡崎令治）の名前をとった**岡崎フラグメント**である．

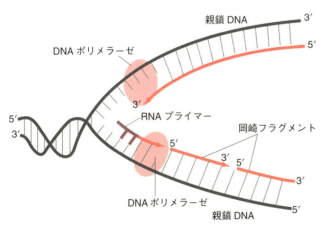

図 20・9　DNA の 複 製

コラム 6　幹細胞と再生医学

幹細胞を遺伝子操作によりコントロールし，身体の組織が欠損した場合にその機能を回復させる医学分野を**再生医学**とよぶ．ES 細胞の作製には受精卵が用いられるために倫理的な問題を伴うことから，京都大学再生医科学研究所の山中伸弥博士による**人工多能性幹細胞（iPS 細胞）**の利用が期待されている．現在 iPS 細胞を使ってパーキンソン病や眼の難病である加齢黄斑変性の治療が始まっている（⇨ コラム 7）．

c. 幹 細 胞　分裂して自分と同じ娘細胞をつくる能力（**自己複製能**）と，別の種類の細胞に**分化**する能力との双方をもち，繰返し増殖できる細胞である．皮膚の基底部にある細胞や骨髄にある造血幹細胞がこれに該当する．幹細胞は，**胚性幹細胞（ES 細胞）**と**成体幹細胞**の二つに分けられる（⇨ コラム 6）．

コラム 7　加齢黄斑変性

眼の網膜の中心にある**黄斑**という部分が加齢に伴って変性し，見ようとするところ（視野の中心）が見えにくくなる疾患である．

d. 細胞変性　何らかの原因により、細胞が損傷を受け、細胞の機能や形態に変化が起こることがある。細胞に生じる損傷は肥大や萎縮などであり、損傷の程度が小さければ可逆的に修復できることもある。いずれにせよ、その細胞が直ちに死ぬことはない。この際に細胞に生じるさまざまな変化を**細胞変性**とよぶ。おもな細胞変性には以下の4つがある。

[**水腫状変性**]

タンパク質含量の少ない液体が細胞質内に取込まれることにより細胞基質部分が拡大し、細胞が膨大した状態である。血管内圧、浸透圧などの上昇により生じ、肝細胞や腎尿細管上皮細胞に出現する。

[**脂肪変性**]

細胞質内に脂肪滴が観察される状態で、**脂肪化**ともよばれる。脂肪変性は中性脂肪の異常蓄積により出現する。肝細胞に脂肪変性が生じた疾患が脂肪肝である。

[**色素沈着**]

外来性色素と内因性色素によるものがあり、前者は炭粉などによるもので、後者は**メラニン**（アジソン病など）、**ヘモシデリン**（脳表ヘモシデリン沈着症など、⇨**コラム8**）、**ビリルビン**（肝疾患など）あるいは**リポフスチン**（老化した神経細胞）などが過生成されることによる。

[**石灰化**]

カルシウム塩が沈着した状態。乳腺のしこりなどがこれに該当する。

e. 細胞死　個体が生き続けていく過程でその構成要素である細胞は分裂してその数を増やしているが、一方で何らかの理由で死ぬ細胞も存在する。細胞死に**アポトーシスとネクローシス**の2つの種類があることを初めて報告したのはJ. Kerrらである。彼らは1972年に"アポトーシス：プログラムされた細胞死"が、プログラムされていない細胞死であるネクローシスと区別されることを示した。アポトーシスは制御可能であるが、ネクローシスはそうではないということである。このことは医学的に重要な意義をもつ。すなわち、遺伝子レベルで細胞死がプログラムされていれば、その遺伝子を通して細胞死をコントロールし疾患の発症や進行を抑制することができることを意味している。J. Kerrら以降現在に至るまで、アポトーシスを誘導する化合物（または刺激）、それを受取る細胞の受容体、アポトーシス関連

コラム8　脳表ヘモシデリン沈着症

脳の表面（くも膜下出血を生じる場所）に血液が持続的に漏れ出て、その血液の赤血球にある鉄が**ヘモシデリン**という物質になって脳の表面に沈着し、その結果、脳組織が破壊されてしまう疾患である。

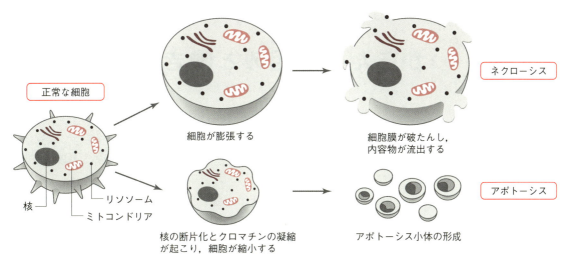

図 20・10 アポトーシスとネクローシスの形態的特徴

遺伝子やタンパク質合成に関係するシグナル伝達など，アポトーシスのメカニズムの研究は進んでいる．アポトーシスとネクローシスの形態的な特徴を図 20・10 に示す．

ヒト体内では，がん化した細胞や何らかの異常が生じた細胞の大部分は，アポトーシスによって取除かれる．その結果，ほとんどのがんは未然に悪化が防がれている．

そのほか生物の発生過程では，あらかじめ決まった時期に決まった臓器や組織でアポトーシスが起こり，形態変化の原動力となっている．たとえば，オタマジャクシからカエルに変態する際に尻尾がなくなるのはアポトーシスによる（⇨ コラム 9）．

コラム 9　ネクロトーシス

最近の研究では，プログラムされたネクローシスがあるのではないかと考えられるようになり，これは**ネクロトーシス**（ネクローシス様）とよばれ，新たなプログラム細胞死のひとつとして認知されている．

21 からだの仕組みと働き

この章では，からだを構成する組織や臓器について概説する．（組織，臓器，器官についての詳細は，本シリーズ "第2巻 からだの仕組みと働きを知る" 参照.）

21・1 組　　織

組織とは，同じ形態や働きをもつ細胞の集合体である．上皮組織，結合組織，軟骨組織，骨組織，血液・リンパ，筋組織および神経組織がある．

a. 上皮組織　**上皮組織**は体表面だけではなく，体腔や臓器の表面や消化管などの内面を覆う組織である．1層の細胞からなる**単層上皮**（血管内皮，尿細管上皮，胃粘膜，気管など）や，数層の細胞が積み重なった**重層上皮**（皮膚の上皮）などに分類される．

b. 結合組織　**結合組織**はおもに**構造の支持**に関わる組織であるが，他の組織に分類されないものも含む大きなカテゴリーである．皮膚と骨格筋や骨との間にある**皮下組織**や骨と骨とをつなぐ**靱帯**がこれに相当する．また，脂肪細胞で構成される**皮下脂肪**や**内臓脂肪**も結合組織に分類される．

c. 軟骨組織　**軟骨組織**は，軟骨の本体である**軟骨細胞**と，軟骨細胞により生成された**軟骨基質**から構成される．

d. 骨組織　**骨組織**は，炭酸カルシウムとリン酸カルシウムからなる**骨基質**で構成される**オステオン**とよばれる円柱状の構造単位の集合体である．オステオンの中心にある**ハバース管**の中に血管，リンパ管および神経線維が通っている．

e. 血液・リンパ　**血液**は液体成分の**血清**と細胞成分の**血球**からなる．血球はさらに**赤血球**，**白血球**および**血小板**に分けられる．

f. 筋組織　**筋組織**は，骨組織に接合している**骨格筋**，心臓を構成する**心筋**，血管・消化管・膀胱の壁を構成している**平滑筋**に分けられる．骨格筋は自分の意思で動かせる**随意筋**であるが，心筋および平滑筋は自分の意思では動かすことのできない**不随意筋**である．

g. 神経組織　　神経組織は，情報の伝達に関わる**神経細胞**と，神経細胞の支持や**神経伝達物質**の代謝に関わる**グリア細胞**（**神経膠細胞**）から構成される．

　神経細胞は細胞体から 1 本の長い**軸索**が出ており，この軸索の先端（神経終末部）から出る神経伝達物質が他の神経細胞あるいは筋細胞や分泌細胞へ興奮を伝える．脳や脊髄の**灰白質**は神経細胞の細胞体が主体で構成されており，一方，**白質**は軸索により構成されている．

21・2　臓器と器官

　複数の**組織**が集まり，それぞれの**臓器**としての働きをもつ（表 21・1）．

　たとえば，心臓という臓器は筋組織，結合組織，神経組織などにより構成され，全身に血液を循環させる働きをもつ．器官系は動物においてひとつのまとまった働きをする臓器の集まりである．

表 21・1　器　官　系

器 官 系	働　き	代表的な臓器
外 皮 系	身体の外表面を保護する．	皮膚，爪，毛
感覚器系	外部環境から情報を得る．	眼，耳，鼻，舌
神 経 系	脳へ情報を伝えたり，他の器官をコントロールする．	脳，脊髄，運動神経，感覚神経
筋　　系	身体の運動や支持を行う．	骨格筋，心臓，横隔膜
骨 格 系	身体を支える．	骨，軟骨
循環器系	血液やリンパ液を体内に循環させる．	心臓，血管，リンパ管
消化器系	食物を消化し，栄養素を吸収する，あるいは栄養素を貯蔵する．	食道，胃，小腸，大腸，肝臓，膵臓
内分泌系	ホルモンを分泌する．	脳下垂体，甲状腺，副甲状腺，副腎皮質，副腎髄質
泌尿器系	尿を生成する．	腎臓，輸尿管，膀胱
呼吸器系	酸素と二酸化炭素のガス交換を行う．	気管，気管支，肺
生殖器系	生殖細胞を産生し，妊娠を維持する．	精巣，卵巣，子宮

22 栄養と消化・吸収

コラム❶ 経腸栄養と経静脈栄養

口から食べること（経口摂取）ができない患者への栄養管理方法として，**経腸栄養**と**経静脈栄養**がある．

経腸栄養には，鼻から胃まで通した管を用いて栄養剤を投与する**経鼻栄養**，腹部の皮膚から胃に通した管を用いる**胃瘻**，腹部の皮膚から小腸に通した管を用いる**腸瘻**がある．

経静脈栄養は，上肢などの細い静脈から点滴する**末梢静脈栄養**と，頸部などにある静脈から心臓近くの太い静脈まで通した管から点滴する**中心静脈栄養**がある．末梢静脈栄養は投与できるエネルギー量に制限があるが，中心静脈栄養は高エネルギー量の栄養摂取が可能である．

腸管が機能していれば，経静脈栄養より経腸栄養が推奨される．

22・1 栄　養

栄養とは，生物が体外から物質を摂取し成長や活動に役立たせることである．

ヒトは，食物を口から摂取し，消化管で消化吸収を行い，食物中の栄養素を利用している．口から食べることができない場合は，栄養素を静脈の中に点滴（**静脈注射**という）したり，腹部の皮膚から胃に管を通し，そこから直接栄養素を入れる方法（胃瘻）などがとられる（⇨ コラム❶）．

生物にとって栄養素摂取の目的は，

1) 生命の維持，成長，活動を営むために必要なエネルギーを供給する
2) 成長に必要な成分，組織の消耗を補充するのに必要な成分を供給する
3) 身体の働きを調整し，代謝を円滑に行うために必要な成分を供給する

ことである．人の場合これらに加え，

4) 嗜好を満足させる

という目的も含む（⇨ コラム❷）．

コラム❷ 摂食障害

摂食障害とは，食行動の異常を主症状とした精神障害で，**拒食**がおもな症状である**拒食症**（神経性無食欲症）と**過食**がおもな症状である**過食症**（神経性大食症）に分類される．どちらも若い女性に多く，半数が拒食症から過食症に移行する．相反する行動ではあるが，根底にやせたいという願望が存在している点は共通している．

拒食症では，食物摂取の拒否や 15 % 以上の体重減少があり，太ることに強い恐怖を抱いている．そのため指を口に入れて自ら嘔吐を誘発したり，下剤を乱用したりする．栄養不良により，内分泌障害や無月経が生じることもある．

過食症では，短時間に多量の食物を摂取するが，体重の増加を防ぐために，自己誘発嘔吐や下剤の乱用をする場合が多い．過食に対する自責の念や肥満への恐怖が強いため，抑うつ状態となり，自殺企図などの自傷行為に至る場合もある．過食と嘔吐の繰返しによって，栄養不良や電解質異常も生じる．

どちらの疾患も，背景に心の問題が存在するため，心理療法が治療の中心となる．また，家族も含めた介入も重要である．

第22章　栄養と消化・吸収　　117

22・2　栄　養　素

　栄養素は，炭水化物（糖質），脂質，タンパク質，ミネラル（無機質），ビタミンの5つからなり，**五大栄養素**とよばれる．炭水化物および脂質，タンパク質の一部がエネルギー源として利用される．炭水化物，脂質，タンパク質1g当たりのエネルギー量はそれぞれ4kcal，9kcal，4kcalである（1kcal = 4.2kJ）．

　タンパク質とミネラルは身体の構成成分となる．細胞を構成する物質の約60%は水分であるが，水を除いた構成物質の約60〜70%はタンパク質からなる．体内のカルシウムの99%は骨に存在し，骨の強度を保っている．炭水化物と脂質の一部も身体の構成成分として利用される．ビタミンや一部のミネラルは体内での代謝を円滑に行う役割がある．

22・3　消化と吸収
22・3・1　消　化　管

　口から摂取した食物は，**口腔**，**咽頭**，**食道**，**胃**，**十二指腸**，**空腸**，**回腸**，**結腸**，**直腸**，**肛門**の順に通過する．食物の通路を**消化管**という（図22・1）．摂取した食物は消化管（消化管の内腔は体外とされている）で，体内に吸収しやすい形に消化（分解）される．消化管内へは，**消化酵素**を含む**消化液**が分泌されるほか，消化管自体が収縮や弛緩の運動を繰返し，食物の運搬，消化液との混和を図っている（⇨ コラム**3**）．また，肝臓，胆嚢，膵臓も消化液の産生・分泌などを行い，消化に関わる臓器である．消化液の分泌や消化管の運動は，交感神経と副交感神経，消化器系の器官から分泌されるホルモン（消化管ホルモン）によって調整されている．

22・3・2　消　化　酵　素

　生体内で起こるさまざまな化学反応の**触媒**として働くタンパク質のことを**酵素**という．触媒とは化学反応の反応速度を促進させる物質で，自身は反応に伴う変化はしない．酵素は生体に数千種類存在し，消化，エネルギー代謝，遺伝子の複製や転写，細胞内のシグナル伝達などさまざまな反応に関与している．また，酵素の作用を受ける物質を**基質**という．酵素が化学反応の触媒として働くときには，まず酵素の活性部位が基質と結合し，形成された**酵素−基質複合体**の部分で化学反応を生じる．酵

コラム❸　嚥下障害

　嚥下は，口腔内に運ばれた食物や水分が，咽頭および食道を通り，胃に運ばれる一連の過程のことである．この過程が器質的・機能的に障害されることを**嚥下障害**という．脳血管障害や神経・筋疾患により生じやすい．また，加齢により嚥下機能が低下するため，高齢者に多い障害である．

　症状としては，食事中や食事中以外でむせたり，嚥下後に口腔内に食物が残っていたりする．

　嚥下障害は，食物が誤って気管に入ること（誤嚥）による肺炎（誤嚥性肺炎）と食物摂取障害による栄養不良をひき起こす．誤嚥性肺炎は命に関わることも少なくないため，誤嚥を起こさせないことが重要である．嚥下障害のある患者には，食物を軟らかくしたり，液体にとろみをつけたりするなどの食形態の工夫や口腔ケアを行う．また，嚥下機能を維持・改善するための嚥下訓練も有用である．

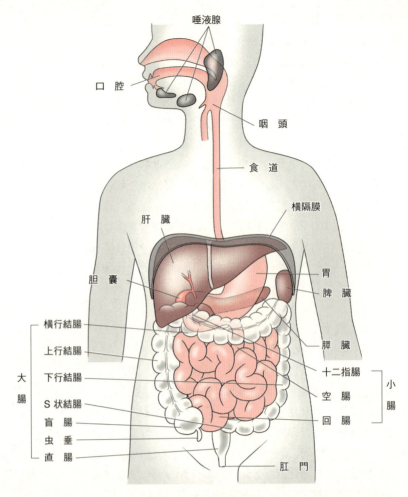

図 22・1 消化器

素自身は化学反応の過程で変化しないため,また次の基質と酵素反応を繰返す(図 22・2).

酵素の特徴として,**基質特異性**,**反応特異性**,**最適温度**と**最適 pH** がある.基質特異性とは,ひとつの酵素は特定の基質にしか作用しない性質のこと,反応特異性とは,ひとつの酵素は特定の反応しか触媒しないことである.また,酵素が活性を示す温度(最適温度)や pH(最適 pH)は決まっており,ヒトの酵素の場合,最適温度はおおむね体温に近い 35〜40℃である.最適 pH はその酵素が働く場所によって異なり,多くの酵素の最適 pH は中性(約 pH 7)である.しかし,胃液中に含まれる酵素であるペプシンは強酸性下(約 pH 2)で活性を示す.これは,胃液が塩酸を含み強酸性であるためである.

炭水化物,脂質,タンパク質は高分子であり,このま

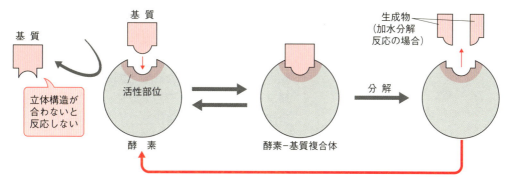

図22・2 酵素の作用

ま体内に吸収することはできないため，吸収しやすい分子に分解（消化）されなければならない．栄養素を吸収しやすい分子に分解する際に触媒として働くものが**消化酵素**である．消化酵素は，口腔（唾液），胃（胃液），膵臓（膵液），小腸（腸液）の外分泌腺（§26・2 参照）から分泌される（表22・1）．

22・4 炭水化物の消化と吸収

炭水化物に含まれる**多糖類**は**単糖類**にまで分解されるが，その過程で働く酵素は複数存在する．

表22・1 消化酵素とその働き

消化液	消化酵素	基　質	生　成　物
唾液	唾液アミラーゼ	デンプン	デキストリン，マルトース
胃液	ペプシン	タンパク質	ポリペプチド，オリゴペプチド
膵液	トリプシン	タンパク質，ポリペプチド	オリゴペプチド
	キモトリプシン	タンパク質，ポリペプチド	オリゴペプチド
	膵アミラーゼ	デンプン	マルトース
	膵リパーゼ	トリグリセリド	脂肪酸，グリセリン
腸液	アミノペプチダーゼ	タンパク質（N末端）	アミノ酸
	マルターゼ	マルトース	グルコース
	ラクターゼ	ラクトース	グルコース，ガラクトース
	スクラーゼ	スクロース	グルコース，フルクトース

炭水化物の主成分である**デンプン**は，まず口腔内で唾液に含まれる消化酵素，**唾液アミラーゼ**によって，**二糖類**のマルトース（麦芽糖）や多糖類のデキストリンに分解される．また，十二指腸に運ばれたあとに，**膵液中の膵アミラーゼ**によってもマルトースに分解される．膵液は膵臓で産生される消化液で，膵管を通って十二指腸に放出される（図22・3）．膵液中には，三大栄養素（炭水化物，脂質，タンパク質）のいずれにも作用する消化酵素が含まれている．

マルトースは，小腸上皮細胞の細胞膜に存在する**マルターゼ**によって単糖類であるグルコース（ブドウ糖）に分解される．このほか，二糖類であるラクトース（乳糖）は**ラクターゼ**によってグルコースとガラクトースに，スクロース（ショ糖）は**スクラーゼ**によってグルコースとフルクトース（果糖）に分解される．ラクターゼやスクラーゼも小腸上皮細胞の細胞膜に存在する．

炭水化物が単糖類まで分解されると，小腸上皮から毛細血管に取込まれる．

食物繊維はヒトの消化酵素によって分解されない炭水化物である．おもなものに**セルロース**がある．ただし，一部は腸内細菌によって単糖類に分解され，吸収される．

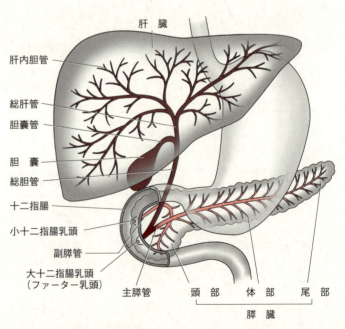

図22・3 膵液，胆汁の分泌 膵液の分泌経路をピンクで，胆汁の分泌経路を茶色で示す．

食物繊維は便通の促進や生活習慣病の予防に効果がある
とされ，成人男性では 1 日 20 g 以上，成人女性では 1
日 18 g 以上の摂取が推奨されている（厚生労働省，日
本人の食事摂取基準（2015 年版）より）．

22・5　脂質の消化と吸収

　脂質（トリグリセリド）は，十二指腸内に放出された
膵液に含まれる**膵リパーゼ**により**グリセリン**（グリセ
ロール）と**脂肪酸**に分解される．同時に十二指腸内で**胆
汁**により**ミセル化**（**乳化**）され，水に溶けにくい脂肪分
が水になじみやすい形になる（§17・4・4 参照）．胆
汁は肝臓で産生され，総肝管を通って胆嚢で一時貯蔵・
濃縮されたのち，総胆管を通って十二指腸に放出される
（図 22・3 参照）．胆汁には消化酵素は含まれておらず，
脂肪分を乳化する働きをもつ**胆汁酸**が存在する．炭素数
の少ない脂肪酸は，小腸上皮から毛細血管に取込まれる．
炭素数の多い脂肪酸は，小腸上皮細胞内で再度グリセリ
ンと化合してトリグリセリドとなり，小腸絨毛内のリン
パ管に取込まれる．

22・6　タンパク質の消化と吸収

　タンパク質は，胃において胃液中の**塩酸**により変性す
る．また，胃液中に分泌される**ペプシン**によってポリペ
プチドやオリゴペプチドに分解される．その後，膵液中
の**トリプシン**や腸液中の**アミノペプチダーゼ**などによっ
て最終的に**アミノ酸**に分解され，小腸絨毛内の毛細血管
に取込まれる．

22・7　ミネラル，ビタミン，水の吸収

　ミネラルの多くは小腸で吸収され，一部が大腸で吸収
される．**ビタミン**は小腸で吸収される．**水分**も大部分が
小腸で吸収され，一部が大腸で吸収される．

　消化できなかった食物繊維や脂肪分は，腸内細菌や剥
がれ落ちた粘膜と一緒に，糞便として肛門から排出され
る．

23 代謝と呼吸

23・1 代 謝

生体内で行われる化学反応を**代謝**とよぶ．そのうち，高分子の物質が低分子の物質に分解される場合を**異化**という．グリコーゲンからグルコースへの分解やグルコースから水と二酸化炭素への分解は異化の例である．低分子の物質から高分子の物質が合成される場合を**同化**といい，グルコースからグリコーゲンの合成などがある．通常，生命活動に必要なエネルギーは"異化"によって産生されている．"同化"を行うためには，エネルギーが必要である．

異化によって生成されたエネルギーは直接使われるのではなく，いったん **ATP（アデノシン三リン酸）**の合成に使われ，ATP が ADP（アデノシン二リン酸）とリン酸（Ⓟ）に分解されるときに，エネルギーを放出する（図 23・1）．

つまり，生物は，異化で得たエネルギーを ATP として貯蔵し，必要なときに ATP を分解することによりエネルギーを放出させ，生命活動などに利用している．

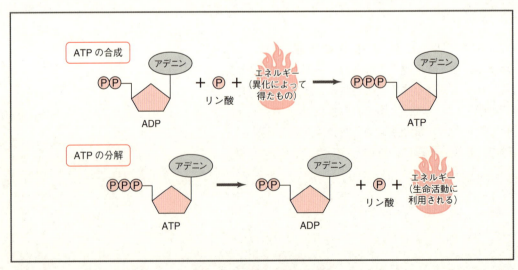

図 23・1 ATP の合成と分解

23・2 呼　　吸

呼吸には**外呼吸**と**内呼吸**の二つがある．

外呼吸は，酸素を肺から取込み，体内で消費して，二酸化炭素として放出する呼吸であり，**ガス交換**ともいう．

内呼吸は，細胞が有機物を分解しATPを合成する機能である．糖質，タンパク質，脂質の分解は内呼吸である．内呼吸には，酸素を必要とする呼吸（**好気呼吸**）と，酸素を必要としない呼吸（**嫌気呼吸，解糖**）がある．

23・3　外呼吸（ガス交換）
23・3・1　呼吸器系の構造と呼吸運動

呼吸器系は，酸素と二酸化炭素のガス交換を行う器官である．鼻腔から喉頭までを**上気道**，喉頭から気管，気管支を通り終末細気管支までを**下気道**という（図23・2）．

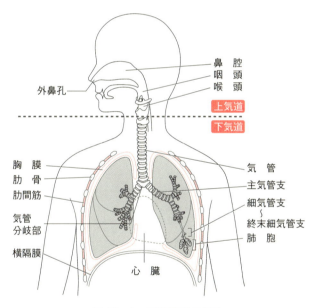

図23・2　呼吸器系の概略

気管は，気管分岐部で左右に分かれ，主気管支となる．気管支は分岐を繰返し，肺全体にめぐらされ，終末細気管支，呼吸細気管支となり，**肺胞**につながる．ぶどうの房状に集まった形の肺胞の表面は毛細血管で覆われている（図23・3）．

呼吸運動は，横隔膜と肋間筋により行われる．息を吸うときは横隔膜や外肋間筋が収縮することで胸郭が拡大し，肺が膨らむ．呼吸は無意識下（不随意）でも意識下

コラム❶ 過換気症候群

過換気症候群は，おもに心理的要因により発作的に**過換気**（過呼吸）が生じる病態である．過換気が起こると二酸化炭素分圧が異常に低下する．二酸化炭素は血液中では弱酸性の性質があるため，二酸化炭素分圧の低下により，血液がアルカリ性に傾く（**呼吸性アルカローシス**，p.101 コラム❷参照）．その結果，呼吸困難，口唇や手足のしびれ，頭痛，ふらつきなどの症状を呈する．過換気状態の患者は，酸素分圧が上昇し，二酸化炭素分圧が低下しているのにも関わらず，呼吸困難を自覚するため，さらに過換気となるという悪循環になる．

発作時に患者は不安で興奮しているため，落ち着かせてゆっくり呼吸するように促すことが大切である．紙袋などを口元に当て，吐き出した二酸化炭素を再度吸わせる対処が広まっていたが，低酸素症の恐れもあるので近年は安易には行われなくなっている．

（随意）でも行うことができるが，これらの調整は延髄の呼吸中枢などで行われる．頸動脈や大動脈弓にある受容器が動脈血中の酸素分圧や二酸化炭素分圧を感知し，その情報を神経を通して延髄に伝え，呼吸の調整が行われる．また，延髄自身が周囲にある脳脊髄液中の水素イオン濃度（二酸化炭素分圧が高まると水素イオン濃度が上昇する）を感知し，呼吸調整が行われる（⇨ **コラム❶**）．

23・3・2 肺胞でのガス交換

肺胞で行われるガス交換は，肺胞と毛細血管の酸素分圧や二酸化炭素分圧の差によって行われる（図23・3）．

肺胞周囲の毛細血管には，体内を巡り二酸化炭素を多く含む静脈血が流れる．肺胞中の酸素分圧は毛細血管中よりも高いため，酸素は肺胞から毛細血管に拡散する．また，二酸化炭素分圧は，肺胞中よりも毛細血管中の方が高いため，二酸化炭素は毛細血管から肺胞に拡散する．

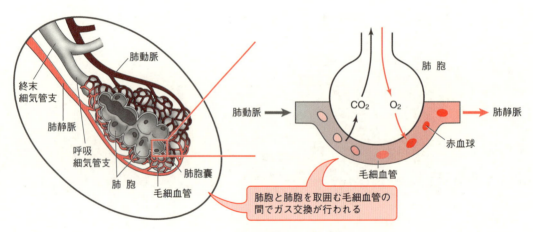

図23・3 肺胞の構造とガス交換

23・3・3 血液による酸素と二酸化炭素の運搬

毛細血管に取込まれた酸素は，赤血球の中にある**ヘモグロビン**に結合して，肺静脈，左心房，左心室，大動脈を経て身体中を巡っていく．酸素が結合したヘモグロビンを**酸化ヘモグロビン**といい，酸素が結合していないヘモグロビンを**還元ヘモグロビン**という．全身の組織・臓器に運ばれた酸化ヘモグロビンは，酸素を放出し還元ヘモグロビンとなる（⇨ **コラム❷**）．放出された酸素は，組織中で内呼吸に用いられる．

二酸化炭素は，血漿や赤血球内の水分に溶解した状態（H^+とHCO_3^-）で血管内を運搬される．最終的には肺胞周囲の毛細血管まで戻り，肺胞に二酸化炭素が移動する．

23・4 内 呼 吸
23・4・1 グルコースの代謝

a. グルコースの役割　グルコースは，多糖類であるデンプンや二糖類であるスクロースやマルトースの構成要素であり，生体にとって**最も重要なエネルギー源**である．食物中の炭水化物が消化によりグルコースの形に分解され，体内に取込まれる．グルコースの役割は，

1) 生命活動に必要な ATP を生成する
2) 余剰分のグルコースからグリコーゲンを合成し，エネルギー源として貯蔵する
3) 核酸などの原料となる

などである．

b. グルコースの分解と ATP の合成　体内に取込まれたグルコースから，**解糖系，クエン酸回路，電子伝達系**という 3 つの経路で ATP が生成される（図 23・4）．

解糖系は細胞質で，クエン酸回路と電子伝達系はミト

> **コラム 2　チアノーゼ**
>
> チアノーゼとは毛細血管中の酸素と結合していないヘモグロビン（**還元ヘモグロビン**）の濃度が 5 g/dL 以上となり，口唇や爪などが青紫色になる状態のことである．呼吸器系疾患などによるガス交換の障害（酸素の取込み不良）だけでなく，心疾患や血管疾患などの循環の障害（末梢への酸素運搬能の低下）で生じる．チアノーゼは還元ヘモグロビンの絶対量の増加により生じるため，ヘモグロビン量が多い人にみられやすく，ヘモグロビン量が減少した貧血ではみられにくい．酸化ヘモグロビンの割合を**酸素飽和度**といい，呼吸状態を評価する重要な指標であるが，チアノーゼは酸素飽和度の低下を表す重要な徴候である．

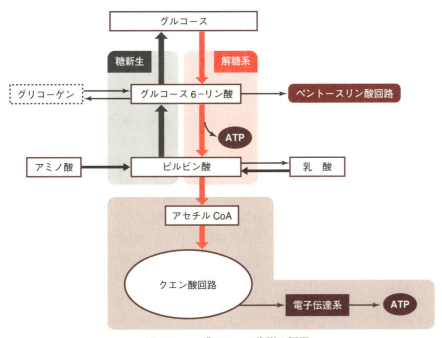

図 23・4　グルコース代謝の概要

コンドリアで行われる. 解糖系から電子伝達系までの間に 1 分子のグルコースから約 38 分子の ATP が生成される.

[解 糖 系]

グルコースを分解して高エネルギー化合物である ATP を生成する最初の反応経路で, **ATP** と **ピルビン酸** が生じる. この代謝経路は酸素を必要としない.

ヒトをはじめとした好気性の生物（生存に酸素が必要な生物）では, 解糖系で生じたピルビン酸は, その後の反応経路であるクエン酸回路に入り, さらに代謝される. 例外として, 赤血球（もともとミトコンドリアが存在しないため, クエン酸回路による代謝経路がない）や, 激しい運動中の筋肉の細胞（酸素供給が追い付かない）では, ピルビン酸は**乳酸**に変化し, 細胞外に出ていく.

[クエン酸回路]

コラム3 クエン酸回路

TCA（トリカルボン酸）回路, クレブス回路ともよばれる. 英国のハンス・クレブス博士によって発見された. クエン酸は 3 つ（トリ）のカルボキシ基をもつ化合物（トリカルボン酸）の一種であることから, トリカルボン酸回路（TCA はトリカルボン酸の英語略記）とよばれることもある.

酸素供給が十分ある細胞では, 解糖系でグルコースの分解により生じたピルビン酸はミトコンドリアに移動し, さらに**アセチル CoA** に変化し, **クエン酸回路**（⇨ コラム3）とよばれる代謝経路に入る. アセチル CoA はクエン酸回路を 1 周する間に 9 段階の代謝を受け, オキサロ酢酸まで変化し, 再びクエン酸になる. この過程で二酸化炭素, 水, **NADH**（還元型ニコチンアミドアデニンジヌクレオチド）, **FADH$_2$**（還元型フラビンアデニンジヌクレオチド）がつくられる. NADH と FADH$_2$ は電子伝達系に入る.

[電子伝達系]

電子伝達系は, 物質から物質へ**電子**が伝達され, 最終的に酸素が電子を受取る反応系である. 電子が伝達されるたびにエネルギーが放出され, **ATP** が合成される.

[その他のグルコースの代謝]

コラム4 グリコーゲン

グリコーゲンは, グルコースが多数結合した物質である. グルコースが多量に存在すると, 浸透圧が上昇し, 細胞の生存環境としては適さなくなる. そこでグルコース同士が結合し, 高分子であるグリコーゲンに変化することで, 浸透圧の上昇を抑え, 多量のエネルギー源を貯蔵することができる.

食事直後のように多量のグルコースが供給された場合, グルコースを貯蔵しておくための代謝系がある. グルコースをそのままの形で体内に貯蔵することはできないために, グルコースから**グリコーゲン**（⇨ コラム4）が合成され, 肝臓や筋肉に蓄えられる. 食後時間がたち, 血液中のグルコース濃度（血糖値）が低下してくると, 貯蔵されていたグリコーゲンは分解されてグルコースに

なり，エネルギー産出に用いられる．生体が大量のエネルギーを必要とし，グリコーゲンからのグルコースの供給も不足する場合には，一部のアミノ酸や乳酸，ピルビン酸をもとに，グルコースをつくる代謝系（**糖新生**）が働く（図23・4参照）．

また，グルコースの代謝系として**ペントースリン酸回路**とよばれる代謝系がある．この回路はグルコースから解糖系の代謝中間体を経て NADPH（還元型ニコチンアミドアデニンジヌクレオチドリン酸）と**リボース**をつくり出す代謝系である．NADPH はステロイドや脂肪酸の原料に，リボースは核酸の原料になる．

23・4・2 脂質の代謝（図23・5）

トリグリセリドの形で小腸絨毛内のリンパ管に取込まれた脂質は，その後，血液中に入り，細胞に届けられる．細胞内では，トリグリセリドは**脂肪酸**と**グリセリン**に分解され，脂肪酸は**β酸化**とよばれる一連の反応系で**アセチル CoA** に変化し，グルコース代謝と同様にクエン酸回路，電子伝達系を経て ATP を生成する．グリセリンは解糖系に入り，クエン酸回路，電子伝達系で代謝される．また，肝臓ではアセチル CoA から**コレステロール**や**ケトン体**が生成される．

ケトン体は，エネルギー源としてのグルコースが十分存在しない状態で肝臓においてアセチル CoA から生成される物質で，エネルギー源として用いられる．グル

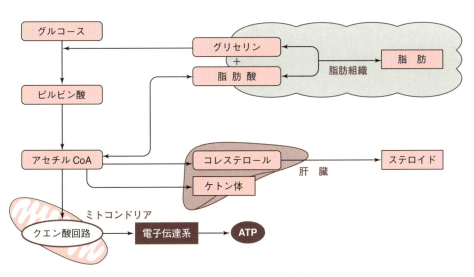

図23・5 脂質代謝の概要

コラム 5 1型糖尿病とケトアシドーシス

1型糖尿病はインスリン（血液中のグルコースを細胞内に取込ませることにより血糖値を下げるホルモン）の絶対量が不足したために高血糖をきたす疾患である．インスリンが働かない状況下では細胞内のグルコースが枯渇し，脂質によるエネルギー産出が亢進するため，結果的にケトン体が増加する．

ケトン体は酸性であるため，ケトン体が増加すると血液が酸性に傾いた状態（**ケトアシドーシス**，p.101 コラム 2 参照）になる．ケトアシドーシスになると脱水や意識障害，昏睡を生じ，放置すれば命に関わる．糖尿病患者の日ごろの血糖値の管理が重要となる．

コースが不足した状態では，エネルギーを得るために脂肪酸からクエン酸回路で処理しきれないほどの多量のアセチル CoA が生成され，アセチル CoA からケトン体合成が進む．飢餓や糖尿病の患者（⇨ コラム 5）ではケトン体が増加し，これに伴う症状を呈することがある．

コレステロールは，細胞膜の構成成分のひとつとして，また，胆汁酸やステロイドホルモン（§26・1・3 参照）などの生合成原料として重要である．コレステロールは，グルコースや脂肪酸から生成されるアセチル CoA を原料として何段階もの反応を経て合成される．

23・4・3 アミノ酸の代謝（図23・6）

生体内で利用される**アミノ酸**は体内のタンパク質の分解により生成される．また，食物中のタンパク質が消化されアミノ酸として吸収されて利用される．1日当たり約 200 g のアミノ酸がタンパク質分解により生成され，約 50 g が食物から摂取される．

アミノ酸の役割としては，

1) 細胞内で生体の重要な構成要素であるタンパク質の原料となる

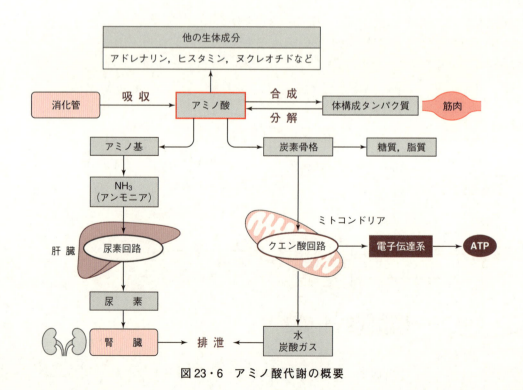

図23・6　アミノ酸代謝の概要

> **コラム 6　先天性のアミノ酸代謝異常**
>
> 遺伝的な原因で生まれつきアミノ酸の代謝に異常を生じる疾患がある．代表的なものは**フェニルケトン尿症**, **ホモシスチン尿症**, **メープルシロップ尿症**などである.
>
> フェニルケトン尿症は，**フェニルアラニン**というアミノ酸を分解する酵素が欠損することで生じ，知的障害やけいれんなどの症状が現れる．**ホモシスチン尿症**は**メチオニン**というアミノ酸の代謝経路に異常が存在し，視力障害や骨格異常を生じる.
>
> メープルシロップ尿症は**ロイシン，イソロイシン，バリン**などのアミノ酸の代謝経路に異常があり，脳症や哺乳障害を生じる.
>
> いずれも根本的な治療（根治的療法）はない．患者は生涯，代謝異常のあるアミノ酸を含まない食事を摂取する必要がある．これらのアミノ酸を含まない特殊なミルクも販売されている．早期発見のために，わが国ではすべての新生児に対し，生後数日後に血液検査が行われている（新生児マススクリーニング）.

2) タンパク質以外の窒素化合物（アドレナリンやヒスタミンなどの生理活性物質，ヌクレオチドやヘモグロビンなど）の原料となる
3) グルコースが不足した場合には，グルコースやケトン体，脂肪酸の生成材料として用いられ，エネルギー源となる
4) 他のアミノ酸の合成原料になる

などがあげられる.

アミノ酸は，窒素（N）を含む部位（アミノ基）と，炭素（C）からなる部位（炭素骨格）から構成される（図23・7）．炭素骨格部位の分解がエネルギー産生に関連する．アミノ酸の種類により炭素骨格の構造が異なるために代謝も異なるが，最終的にはクエン酸回路に入り，ATP合成に用いられるか，糖質や脂肪酸に変化する.

アミノ基は数段階の代謝を経て**アンモニア**になる．アンモニアは生体にとって有毒であるため，その後，肝臓で無毒な**尿素**に変換される．アンモニアから尿素が合成される回路を**尿素回路**（**オルニチン回路**）という．尿素は最終的に尿の成分として体外に排泄される．肝硬変などの肝臓の機能が低下した患者では，この尿素合成ができず，アンモニアが体内に貯留した状態（**高アンモニア血症**）となり，重篤な場合には意識障害などの症状を呈する（⇨**コラム 6**）.

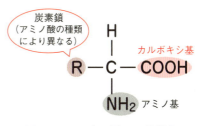

図23・7　アミノ酸の一般構造

23・5　基礎代謝とエネルギー量

ヒトは，成長，発育，身体活動のために常にエネルギーを消費しており，このエネルギー（**消費エネルギー**）に見合ったエネルギーを摂取しなければならない（**摂取エネルギー**）.

１日のエネルギー必要量は，**基礎代謝量**と**身体活動レベル**から計算できる．基礎代謝量とは，安静な状態におけるエネルギー代謝量で，生存に最低限必要なエネルギーのことである．体温の維持や呼吸運動，心臓の拍動などに用いられる．基礎代謝量は，年齢，体重，性別，体温，外気温などによって異なる．目安となる基準値を表23・1に示す．

身体活動レベル（指数）は，日常生活の活動量により異なり，低い（指数1.50），普通（指数1.75），高い（指数2.00）の３段階に分けられている（表23・2）．

基礎代謝量に身体活動レベルを乗じたものが１日の推定エネルギー必要量となる（次式）．

> １日の推定エネルギー必要量〔kcal〕
> ＝１日の基礎代謝量〔kcal〕×身体活動レベル

表23・1　基礎代謝基準値と参照体重における基礎代謝量[a]

性別	男性			女性		
年齢 （歳）	基礎代謝基準値 〔kcal/(kg体重・日)〕	参照体重 〔kg〕	基礎代謝量 〔kcal/日〕	基礎代謝基準値 〔kcal/(kg体重・日)〕	参照体重 〔kg〕	基礎代謝量 〔kcal/日〕
1〜2	61.0	11.5	700	59.7	11.0	660
3〜5	54.8	16.5	900	52.2	16.1	840
6〜7	44.3	22.2	980	41.9	21.9	920
8〜9	40.8	28.0	1140	38.3	27.4	1050
10〜11	37.4	35.6	1330	34.8	36.3	1260
12〜14	31.0	49.0	1520	29.6	47.5	1410
15〜17	27.0	59.7	1610	25.3	51.9	1310
18〜29	24.0	63.2	1520	22.1	50.0	1110
30〜49	22.3	68.5	1530	21.7	53.1	1150
50〜69	21.5	65.3	1400	20.7	53.0	1100
70以上	21.5	60.0	1290	20.7	49.5	1020

a) 厚生労働省，"日本人の食事摂取基準"（2015）より．

表23・2　身体活動レベルと日常生活の内容[a]

身体活動レベル	低い（Ⅰ） 1.50（1.40〜1.60）	ふつう（Ⅱ） 1.75（1.60〜1.90）	高い（Ⅲ） 2.00（1.90〜2.20）
日常生活の内容	生活の大部分が座位で，静的な活動が中心の場合	座位中心の仕事だが，職場内での移動や立位での作業・接客など，あるいは通勤・買い物・家事，軽いスポーツなどのいずれかを含む場合	移動や立位の多い仕事への従事者，あるいは，スポーツなど余暇における活発な運動習慣をもっている場合

a) 厚生労働省，"日本人の食事摂取基準"（2015）より．

第 23 章　代 謝 と 呼 吸　　131

　身体活動や運動の強度を示す指標として**メッツ値**
（**METs**）が用いられる．メッツは身体活動を行ったと
きに安静時の何倍のエネルギー（カロリー）を消費する
かを表す．たとえば，普通の歩行は 3 メッツ，ジョギ
ングは 7 メッツである．メッツの値にそれぞれの活動
を行った時間をかけたもの（METs × 時）を**エクササ
イズ**という．エクササイズの値（EX）と体重〔kg〕か
らその活動による消費エネルギーを算出することができ
る．

> 消費エネルギー〔kcal〕＝ EX × 体重〔kg〕× 1.05

　たとえば体重 60 kg の人が 30 分間ジョギング（7 メッ
ツ）をした場合，
　　　　$7 × 0.5 × 60 × 1.05 ＝ 220$〔kcal〕
のエネルギーを消費する．この値には基礎代謝量が含ま
れている．
　なお，身体活動のメッツ値は国立健康・栄養研究所の
"身体活動のメッツ（METs）表"などに記載されている．

24 循 環

24・1 体内循環

ヒトの体重の約 60 % は水分が占める．体内の水（溶媒）にはさまざまな物質（溶質）が溶けており，溶液（体液）の状態で存在している．体液の約 $\frac{1}{3}$ は血液やリンパ液として細胞外に存在する**細胞外液**であり，残りの $\frac{2}{3}$ は細胞内に存在する**細胞内液**である．

細胞外液は体内をくまなく巡っており，この現象を**循環**という．体液の循環を通して，酸素および人体を構成するさまざまな細胞が生き続けていくエネルギーの生産のもとになる**栄養素**（タンパク質，脂質，糖質，ビタミン，ミネラルなど）を各細胞に供給し，さらにエネルギー生産の過程で発生した**老廃物**（二酸化炭素，窒素酸化物など）を体外に排泄し続けている．体内での血液の循環を**血液循環**，リンパ液の循環を**リンパ液循環**とよぶ．

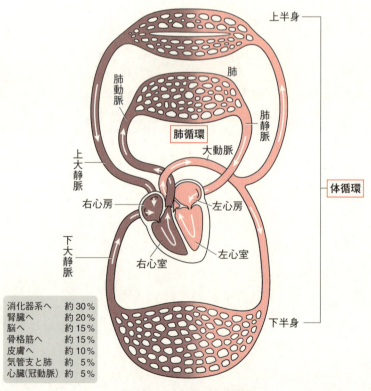

図 24・1 心臓と血液循環

第 24 章　循　　環　　133

血液循環は，心臓のポンプ作用により心臓から動脈を通して全身に送り出された血液が，静脈を通して心臓に戻り，肺でガス交換が行われて，再び心臓から全身に送り出される循環である（図 24・1）．心臓（右心室）から肺動脈を通して肺に送られ血液中の二酸化炭素を排出し，酸素を受取ることを目的とした心臓と肺の間の**肺循環**，心臓（左心室）から動脈を通して全身の各器官へ血液を送り出し，静脈を通して心臓に血液を戻す**体循環**に分けられる．

生命を維持するために特に重要とされる臓器である心臓，脳への血液循環を，それぞれ**冠循環**，**脳循環**とよぶ．

24・2　血 液 循 環
24・2・1　血 液 循 環

血管には，**動脈**と**静脈**および**毛細血管**があり，心臓から送り出された血液が通過する血管を動脈とよび，心臓に戻る血管を静脈とよぶ．動脈と静脈を結ぶ一層の上皮細胞から構成されている毛細血管で酸素と二酸化炭素，栄養素と老廃物の交換が行われる．動脈と静脈の特徴を表 24・1 に示す．血液循環は，血液が，動脈，毛細血管，静脈の閉ざされた血管内を循環する閉鎖系の循環である．

血液循環に障害が起こるとさまざまな病的な症状，疾患が生じる（⇨ コラム**1**）．

24・2・2　肺 循 環

心臓の 4 つの部屋（右心房，右心室，左心房，左心室）のひとつである右心室から排出された血液は，肺に送られ気管支の末端組織である肺胞でガス交換が行われ，再び心臓の左心房に戻る．この循環を**肺循環**という（図 24・1 参照）．

コラム 1　循環の障害が原因となる おもな病態

血圧異常: 血管壁の弾力性が失われ，心臓から血液を排出する際に通常よりも高い圧力を必要とする状態を**高血圧**という．
梗 塞: 血管が詰まった結果発生する疾患を総称して**梗塞**という．梗塞の原因物質（梗塞物）としては，血栓と空気などがある．心筋梗塞，脳梗塞，肺梗塞など．
出 血: 血管壁に傷がついて血液が血管外に排出された結果生じる疾患を総称して**出血**とよぶ．脳内出血，くも膜下出血，肺出血，消化管出血など．
血管の瘤: 血管が拡張し，血液が溜まった状態を**瘤**という．動脈瘤，静脈瘤など．
浮 腫: 血液の浸透圧が変化して血管からの液体成分の排出が亢進し，細胞外液の容量が増加した状態．

表 24・1　動脈と静脈の構造と特徴

	構　　　　造	流れている血液の特徴
動　脈 （心臓から排出される血液を通す血管）	・内膜，中膜，外膜の 3 層からなる． ・心臓から強い圧力で排出される流れに耐えられるように血管壁は厚く，弾力性，伸縮性に富んでいる．	・酸素に富む．
静　脈 （全身から心臓に戻る血液が通る血管）	・内膜，中膜，外膜の 3 層からなる．血管壁は薄く弾力性に乏しい． ・手足の静脈の内腔には弁が存在し，心臓に戻る血液が末梢側へ逆流することを防いでいる．	・酸素が少ない． ・二酸化炭素に富む．

134   第Ⅳ部 生 物

肺循環の場合は，動脈（心臓から出て行く血管を動脈とよぶ）の中を静脈血（二酸化炭素が多く含まれる血液）が流れ，静脈（心臓に戻る血管を静脈とよぶ）の中を酸素が多く含まれている動脈血が流れており，その他の血液循環と異なることに注意が必要である．

24・2・3 冠 循 環

心臓は，全身に血液を送り出すポンプの役割をもつ，きわめて重要な臓器である．ポンプの主要な役割を担う心臓の筋肉（心筋）へ，**冠動脈**とよばれる血管を通して血液を供給している（**冠循環**）．心筋では酸素の消費量が他の臓器・器官に比べて高く，そのため冠静脈血中の酸素量は他の静脈血に比べて極端に低いのが特徴である．心臓は酸素欠乏に対して特に弱い．心臓から送り出される血液の約5％は，冠循環として供給されている．

24・2・4 脳 循 環

身体活動をコントロールする中枢である脳は，身体の生存にとってきわめて重要な器官であり，心臓から体循環中に送り出される血液の約15％が，脳に送られる．脳の動脈の場合は，**終動脈**（⇨ **コラム2**）が存在しているために，終動脈の傷害により脳の壊死が起こった場合には致命的な障害が起こる．

> **コラム2 終 動 脈**
> 脳以外の臓器の場合は，小動脈同士の相互の連絡路があるのに対し，脳などでは1つの領域に1本の終動脈のみで血液を供給している．

24・3 リンパ液循環

リンパ液は，毛細血管から細胞の間に滲み出してきた液体（細胞外液）で，そこに含まれる**リンパ球**などが，病原体（細菌，ウイルスなど）による**感染の防止**の役割を担っている．細胞外に存在するリンパ液は静脈に沿って全身にくまなく分布しているリンパ管に集められ，太いリンパ管（胸管）に集まって静脈に入り心臓に送り込まれる．リンパ管の各部位には**リンパ節**（おもなリンパ節：浅頸リンパ節，腋窩リンパ節，鼡径リンパ節など）があり，そこではリンパ液のろ過作用とろ過した物質に対する**貪食，免疫反応**（第28章 参照）が行われている．

25 排　泄

　口から摂取した食物は消化管で栄養素などが吸収され，その残渣は大便として排泄される（**排便**）．水分は液体として摂取したもののみならず，食物に含まれている水分も含めて最終的には尿として排泄される（**排尿**）か，汗や呼気中の水分として体外に出る（**不感蒸泄**）．これらの排泄の仕組みと，臨床検査用検体としての大便および尿の意義について理解する．

25・1　排　便
25・1・1　排便のメカニズム

　直腸から肛門にかけては，普段は管腔内には内容物は存在していない．直腸の上部にあるS字結腸から大便が蠕動運動により送り込まれてくると，排便反射が生じ便意として認識される．

25・1・2　大便の成分

　1日の排泄量は150〜200 g（個人差が大きい）である．大便はその75％（重量ベース）が水分である．残りの25％は吸収されなかった食物中の繊維，大腸菌などの腸内細菌あるいは新陳代謝などにより剥がれた腸の粘膜上皮細胞などからなる．大便は通常，黄褐色を呈するが，おもに胆汁成分によるものである．大便の色が黒色の場合，何らかの理由で血液が混ざっている可能性がある．臭いの主成分はインドール，スカトールおよび硫化水素など腸内細菌により生成されたものである．

25・1・3　臨床検査の検体としての大便

　大便の観察（形状，量，色あるいは臭いなど）は健康状態を把握するうえで重要である．また，臨床検査の検体として，消化器疾患の検査のために有用である．疾患に伴って大便には血液や寄生虫が含まれていることがあり，これらは臨床検査により確かめられる．

　a. 便潜血検査　　大便に含まれる**ヘモグロビン**を検出することにより消化管からの出血の有無を判定する．陽性になる疾患にはがん，潰瘍，ポリープ，炎症性

コラム1 便潜血検査

大腸がん検診の1つの検査項目(スクリーニング検査)として実施されている。ヘモグロビンに対する抗体を利用して潜血の有無を調べる。食事制限は必要ない。消化管(口から肛門まで)のどこかに出血があれば陽性となる。潜血検査が陽性の場合は,内視鏡などの精密検査が必要とされる。

コラム2 スポット尿採取の際の注意

出始めの尿には尿道あるいは外陰部に存在する雑菌やタンパク質が混ざっていることが多い。これらは細菌検査や尿タンパク検査の際の偽陽性の原因となることから,少し出してからの尿(中間尿)を採取するよう被検者あるいは患者に指導する必要がある。

腸炎,痔などがある(⇨ コラム1).

b. 寄生虫検査　大便を採取して,顕微鏡により,虫体,虫卵あるいは嚢子(被膜で覆われた休眠状態の原虫)を検出する.

寄生虫検査により検出される寄生虫類には,線虫類(回虫,鉤虫,鞭虫など),吸虫類(肝吸虫,日本住血吸虫など)および原虫類(赤痢アメーバ,ランブル鞭毛虫,クリプトスポリジウム)などがある.

25・2　排　尿
25・2・1　排尿のメカニズム

成人の排尿量は1日1500〜2000 mLである.膀胱内に尿が溜まるにつれ膀胱の容積は増し,膀胱内の尿量が250 mLを超えると内圧が上昇し尿意をもよおす.おおむね400 mLを超えると膀胱内圧は急に上昇し,著しい尿意が認識される.

排尿のメカニズムには明らかでないことが多い.排尿は迷走神経を介した脊髄反射であり,さらに体性神経を介して随意に促進したり抑制できたりする.

25・2・2　検体としての尿

尿中のさまざまな成分などを定量することにより,腎疾患,肝疾患,糖尿病の診断に役立てられている.項目によっては尿試験紙による簡易な検査も可能である.検査項目により**スポット尿**(1回に排尿された尿,⇨ コラム2)あるいは**蓄尿**(24時間に排尿されたすべての尿を溜めたもの)を使い分ける.

a. スポット尿を用いる検査　試験紙によって測定できる項目(ウロビリノーゲン,タンパク質,グルコース,pH,潜血など)や尿比重はスポット尿を検体として測定される.また,疾患などによって尿中に生じる固形成分である尿沈渣もスポット尿を用いて検査することが多い.

b. 蓄尿を用いる検査　特定の物質の1日の尿中排泄量を測定する目的で採取する.腎機能を調べる検査項目(ナトリウム,カリウム,リンなど)や投与された薬物の代謝産物や摂取した化学物質の1日排出量の測定などのために採取する.

c. クレアチニン補正　1日の蓄尿は入院患者の場合は容易に採取できるが,通勤・通学をしている被検

者には容器の持ち運びや保管などに困難が伴う．そこで
スポット尿を用いた検査値を，そのスポット尿中のクレ
アチニン量で補正した値が用いられることがある．クレ
アチニンの時間当たりの尿中排泄量は生理的因子の影響
をほとんど受けず，被検者の筋肉量によって決まること
から尿中濃度の補正に用いられる．この補正を施した検
査値には必ず単位に Cr（クレアチニン）を付ける．

用例 mg/gCr（クレアチニン 1 g 当たりの重量〔mg〕）．

25・3 不感蒸泄

　尿あるいは大便として排泄される以外に皮膚表面から
の発汗や呼気の排出によっても水分が体内から喪失され，
これを**不感蒸泄**あるいは**不感蒸散**という．不感蒸泄によ
る水分の排泄量は，成人で 1 日約 900 mL である．

26 内分泌と外分泌

　細胞が産生した物質を細胞外に排出することを**分泌**という．物質が分泌される身体部位により**内分泌**（ないぶんぴつ/ないぶんぴ）と**外分泌**（がいぶんぴつ/がいぶんぴ）に分けられる．

　内分泌とは，血管内などの体内に分泌されることであり，分泌される物質を**ホルモン**という．

　外分泌とは，体外すなわち体表や管腔（胃や小腸など内側が空洞になっている臓器でこれらは体外とされている）に分泌されることである．体表に分泌される物質として**汗**，**涙液**，**乳汁**など，管腔に分泌される物質として**消化液**などがある．

26・1　内　分　泌
26・1・1　内分泌系の役割
　内分泌系のおもな役割は，

1）**恒常性**の維持
2）生体の栄養状態に応じたエネルギーの貯蔵と消費の調整
3）成長や生殖機能の調整

で，これらの働きは内分泌系と神経系の作用によって調整されている．

　恒常性とは，体外環境が変化しても体内環境を一定の範囲内で維持しようとする生理作用であり，寒い環境でもヒトの体温がほぼ 36 ℃で保たれているのは，甲状腺などの内分泌系と神経系が機能しているからである．

26・1・2　内分泌器官
　内分泌器官から血管内へ分泌されたホルモンは，遠く離れたところにある細胞に作用し，組織，臓器，器官（**標的器官**）の機能を調整している．内分泌には，血液を介して離れた組織の機能を調節する以外に，隣り合った細胞へ作用する**傍分泌**（パラクリン），分泌する細胞自身へ直接作用する**自己分泌**（オートクリン）もある．

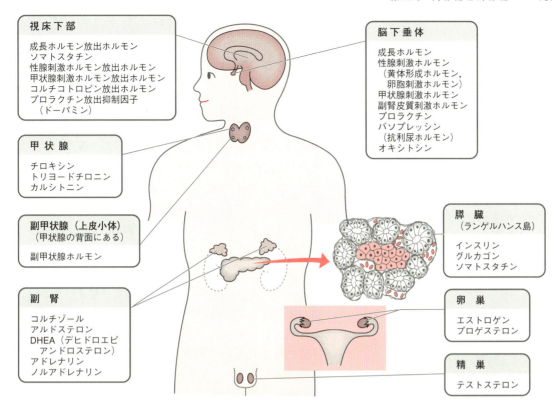

図 26・1　おもな内分泌器官と分泌されるホルモン

　内分泌を行う器官（内分泌器官）のおもなものと分泌されるホルモンを図 26・1 に示す．

26・1・3　ホルモンの種類

　ホルモンは，化学構造に着目して**ペプチドホルモン**，**アミンホルモン**，**ステロイドホルモン**に大別される．ホルモンの多くはペプチドホルモンである．アミンホルモンとしては，甲状腺ホルモンやアドレナリンなどがある．ステロイドホルモンは，コレステロールを原料につくられるホルモンで，エストロゲンやプロゲステロン，糖質コルチコイド（コルチゾールなど）などがある．

26・1・4　ホルモンの作用機構

　各ホルモンが作用する細胞は決まっており，**標的細胞**とよばれる．標的細胞が集まった器官を**標的器官**という．標的器官に運ばれたホルモンは，標的細胞の細胞膜や細胞内に存在する**ホルモン受容体**（ホルモンが結合す

る部位）に結合し，機能を発揮する．ホルモンは，ごく低い濃度（$10^{-6} \sim 10^{-10}$ mol/L）でも標的細胞に作用することができる．

26・1・5 ホルモン分泌の階層性とフィードバック

ホルモン A がホルモン B の分泌器官に作用し，ホルモン B の分泌が促進される．さらにホルモン B がホルモン C の分泌器官に作用し，ホルモン C の分泌を促進する．これを**ホルモン分泌の階層性**といい，多くのホルモンには階層性がみられる．**視床下部**がその中枢となっている．

たとえば，甲状腺から分泌され，代謝を促進する作用をもつ甲状腺ホルモンには，3 段階の階層性がみられる（図 26・2）．視床下部から分泌された甲状腺刺激ホルモン放出ホルモン（TRH）が脳下垂体前葉に作用し甲状腺刺激ホルモン（TSH）の分泌を促進させる．甲状腺刺激ホルモンは，甲状腺に作用し甲状腺ホルモンの分泌を促進させる．

いったん分泌されたホルモン（たとえばホルモン C）が，自身より上位のホルモン A や B の分泌器官を刺激し，分泌を調整する機構がある．これを**ホルモン分泌のフィードバック調節**という．ホルモン分泌を抑制してホルモン濃度を一定に保つ機構を**ネガティブフィードバック調節**という（図 26・2 参照）．

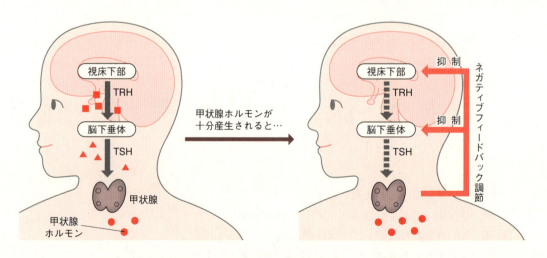

■：TRH（甲状腺刺激ホルモン放出ホルモン），▲：TSH（甲状腺刺激ホルモン）
図 26・2 甲状腺ホルモンの階層性とフィードバック機構

たとえば分泌された甲状腺ホルモンは，視床下部や脳下垂体に作用し，甲状腺刺激ホルモン放出ホルモンや甲状腺刺激ホルモンの分泌を抑制する．その結果，甲状腺ホルモン自身の分泌が抑制され，ホルモン濃度が一定に保たれる．

一時的にホルモン濃度を上げたいときに，ホルモン分泌器官に作用し，分泌を促進するフィードバック調整を**ポジティブフィードバック調節**という．ホルモン濃度を調節するこれらの仕組みにより，常に適切なホルモン濃度を維持することができる．

26・2 外 分 泌
26・2・1 外分泌の役割

外分泌は，外部環境からの保護，栄養吸収，体温調整，水分バランス調整など，いずれも生命の維持に欠かせない役割をもっている．外分泌細胞で産生された物質は，**導管**を経て体外に分泌される．図26・3に膵臓の外分泌の例を示す．

膵臓は外分泌と内分泌を行う臓器である．**腺房細胞**で外分泌物質である膵液が産出され，導管を通って十二指腸に分泌（外分泌）される．**ランゲルハンス島**からはグ

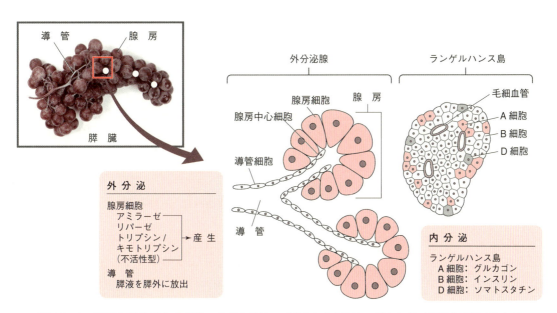

図 26・3 膵臓の外分泌と内分泌 外分泌腺は，球状をした腺房と，それに続く導管から形成されており，あたかもぶどうの房を連想する構造となっている．ランゲルハンス島は腺房の間に島状に点在している（左写真のぶどうの房の白丸のように）．

ルカゴンやインスリンなど（いずれもホルモン）が血液中に分泌（内分泌）される．

26・2・2 代表的な外分泌物質

a. 涙 液　涙液は**涙腺**から角膜，結膜の表面に常に分泌されている．目頭にある涙点から涙小管を通って涙囊に入り，鼻涙管を通って鼻腔（体外）へ排出されている（図26・4）．1日の分泌量は2〜3 mLになる．抗菌作用のある**リゾチーム**が含まれており，眼の表面を細菌から保護している．

b. 汗　皮膚（真皮）にある**汗腺**（エクリン汗腺とアポクリン汗腺，図26・5）から体表面に分泌される．99％が水分で，電解質や尿素も含まれる．

エクリン汗腺は額や手掌，足底に多く存在し，水分の多い汗を分泌する．

アポクリン汗腺は腋窩や陰部に多く存在し，脂肪分やタンパク質を多く含んだ汗を分泌する．

汗には，気化熱により皮膚温度を下げる効果があり，体温調整の役割がある．また，発汗の程度は緊張や不安などの精神的な影響も受ける．

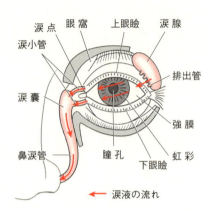

図26・4　涙腺と涙液の流れ（左目）

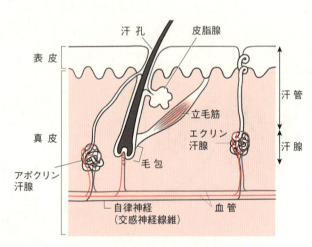

図26・5　汗腺の構造

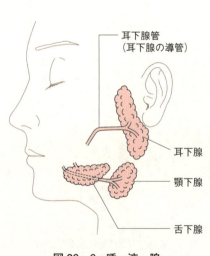

図26・6　唾液腺

c. 唾 液　唾液は，図26・6に示す唾液腺（耳下腺，顎下腺，舌下腺．左右合計6個）から口腔に1日に0.5〜1.5 L分泌され，口腔粘膜を常に湿った状態に保っている．

唾液の成分の大部分は水分で，粘性のタンパク質である**ムチン**，消化酵素としての**唾液アミラーゼ**，免疫系の

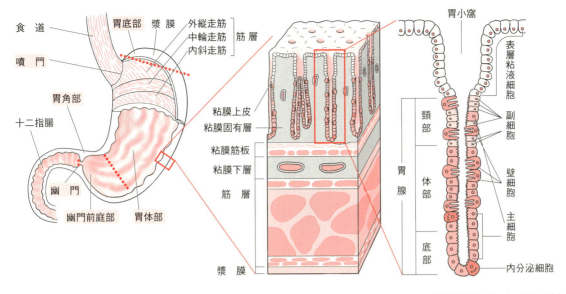

図 26・7 胃の構造と腺細胞

成分である**リゾチーム**や **IgA 抗体**（第 28 章参照）が含まれる．食物に湿り気や粘り気を与え，アミラーゼはデンプンをマルトースに分解する役割がある．

　d. 胃　液　　胃の粘膜の胃腺にある腺細胞から 1 日に 1.5〜2 L の**胃液**が分泌される．腺細胞には主細胞，壁細胞，副細胞があり，それぞれの細胞は異なる胃液成分を分泌する（図 26・7）．

　胃液には強酸性の塩酸が含まれているため，食物中に存在する微生物の多くは胃の中で殺菌される．また，消化酵素の**ペプシン**が含まれ，タンパク質を消化する働きがある．ペプシンは前駆体のペプシノーゲンとして分泌され，自己消化により活性体のペプシンとなる．

　e. その他の外分泌物質　　乳房にある乳腺から分泌される**乳汁**，十二指腸や小腸，大腸粘膜から分泌される**腸液**，および，肝臓で生成され胆道を通って十二指腸に分泌される**胆汁**や膵臓で生成され膵管を通って十二指腸に分泌される**膵液**（p.120，図 22・3 参照）などがある．

27 微 生 物

27・1 微 生 物

微生物とは肉眼では見ることのできない小さな生物の総称であり，地球上のあらゆる環境に存在している．たとえば，水深数千 m の海底や標高数千 m の土壌，80 ℃以上の温泉の噴出孔など，およそ生物が生存するのが難しいと思われるような環境でも生息が可能である．微生物には，形や大きさが異なるさまざまなものが存在する．数十 nm のウイルスから，数十 µm ほどの原虫まで，大きさに着目しても約千倍以上の違いがある．

医療の分野では，病気の原因となる微生物（**病原微生物**）が重要である．人類誕生以来，人々は病原微生物がひき起こす**感染症**によって，多くの命を奪われてきた．

たとえば，数度にわたるペスト（ペスト菌）の世界的な大流行により，数千万人以上の死者を出している．

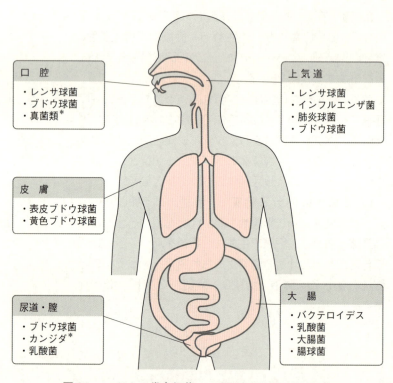

図 27・1　ヒトの常在細菌　＊印は真菌，その他は細菌

近年になり，感染症の予防法や治療法は劇的に発展し，感染症により死亡する患者は大幅に減少したものの，**エイズ**（ヒト免疫不全ウイルス：HIV），**マラリア**（マラリア原虫）など，いまだに制圧できない感染症は数多い．また，病院に入院中に新たに病原微生物に感染してしまう**院内感染**や多くの抗生物質が効かない**多剤耐性菌**の発生も，現代の医療において大きな課題となっている．

一方で，ヒトの体表面（皮膚，口腔内，腸管など）など身体の特定部位には常に無数の微生物（非病原微生物）が存在し，**常在細菌叢**とよばれる（図 27・1）．その数は数百兆個ともいわれ，ヒトの細胞数（約 60 兆個）より何倍も多い．常在細菌叢は基本的には無害であり，なかには消化の補助やビタミン合成など人間に役立つ働きをする微生物もある．しかし，常在細菌が他の部位に移動することで，感染症の原因となることもある．たとえば，けがをした場合，皮膚の常在細菌が皮下組織に入り込むことで化膿することがある．手術をする際に念入りに**消毒**（p.150，コラム❷参照）するのは，切開する部分の皮膚の常在細菌をできるかぎり減らし，感染を予防するためである．

27・2 感染と感染症

感染とは，細菌やウイルスなどの微生物が，生体内もしくは体表面で定着した状態になることを指す（⇨ **コラム❶**）．微生物の定着（感染）により発症した病気を**感染症**という．病原微生物が感染したからといって，必ず症状を生じるわけではない．これを**不顕性感染**という．

微生物が感染する特定の生物のことを**宿主**とよぶ．

コラム❶ 感染が成立するための三要素

感染が成立するためには，1）感染源，2）感染経路，3）感染する個体が必要である（右図）．

感染源とは感染をひき起こす微生物のことである．

感染経路は，微生物が感染する個体に侵入する経路である．経口感染，接触感染，血液感染などがある．

感染する個体（宿主）とは，微生物が侵入し定着した個体のことである．同じ微生物に接触したからといって感染する人としない人がいるように，感染する個体も感染成立には大きな要因となる．免疫力が低下した患者は，通常であれば感染症をひき起こすことがないような常在細菌により感染症を発症することがある．このような感染を**日和見感染（症）**という．

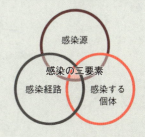

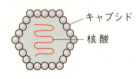

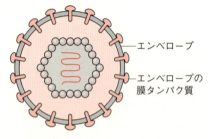

図27・2 ウイルスの構造

27・3 微生物の種類

ヒトとの関わりの深い微生物には，**ウイルス**，**細菌**，**真菌**，**原虫**などがある．各微生物のおもな特徴を表27・1に示す．ウイルスは，核酸とそれを覆うタンパク質の殻が基本構造であり，細胞形態（§20・1・2参照）をもたない．

27・3・1 ウイルス（表27・2）

a. ウイルスの構造　20〜200 nm ほどの大きさで，光学顕微鏡で観察することは不可能で，電子顕微鏡が必要である．単独で増殖することはできず，生物の細胞内でのみ増殖する（**偏性細胞内寄生性**）．

形態は単純で，1種類の核酸（DNA か RNA）とその周囲のタンパク質の殻で構成されている．核酸を包むタンパク質の殻のことを**キャプシド**という．ウイルスにはキャプシドの外側にさらに**エンベロープ**とよばれる膜をもつものもある（図27・2）．

b. 宿主と寄生　それぞれのウイルスには特定の

表27・1　おもな微生物の種類と特徴

	ウイルス	細 菌	真 菌	原虫，リケッチアなど
大きさ	0.02〜0.2 μm	1〜5 μm	5 μm	2〜30 μm
核 酸	DNA または RNA	DNA + RNA	DNA + RNA	DNA + RNA
特 徴	核酸とそれを覆うタンパク質の殻で構成され，細胞の形態をとらない．宿主細胞に寄生して増殖する．	原核生物 細胞壁をもつ（一部を除く）． 形態により球菌，桿菌，らせん状菌などに分類される．	真核生物 細胞壁をもつ． カビやキノコの仲間で発酵食品に利用されることも多い．	真核生物 細胞壁をもたない． 一部は運動性をもつ．
例	ヘルペスウイルス ポリオウイルス　日本脳炎ウイルス インフルエンザウイルス　はしかウイルス	ブドウ球菌 レンサ球菌 大腸菌，サルモネラ菌 ヘリコバクター・ピロリ	クリプトコッカス 糸状菌 アスペルギルス属　ペニシリウム属	赤痢アメーバ（栄養型） マラリア原虫（輪状体） ランブル鞭毛虫（栄養型）

第27章 微 生 物　147

表27・2　おもなウイルスとウイルス感染症

核酸の種類	ウイルス科	おもなウイルス	おもな感染症
二本鎖DNA	ポックスウイルス	痘瘡ウイルス	天然痘
		伝染性軟疣腫ウイルス	伝染性軟疣腫（水いぼ）
	ヘルペスウイルス	単純ヘルペスウイルス	口唇ヘルペス，性器ヘルペスなど
		水痘・帯状疱疹ウイルス	水痘，帯状疱疹
		サイトメガロウイルス	先天性サイトメガロウイルス感染症
		EBウイルス	伝染性単核症，悪性リンパ腫
	ヘパドナウイルス	B型肝炎ウイルス	B型肝炎
	アデノウイルス	ヒトアデノウイルス	かぜ症候群
	パピローマウイルス	ヒトパピローマウイルス（HPV）	尖圭コンジローマ，子宮頸がん
	ポリオーマウイルス	JCウイルス	多巣性進行性白質脳症
一本鎖DNA	パルボウイルス	ヒトパルボウイルス	伝染性紅斑（リンゴ病）
一本鎖RNA	オルトミクソウイルス	インフルエンザウイルス	インフルエンザ
	パラミクソウイルス	ムンプスウイルス	流行性耳下腺炎（おたふくかぜ）
		麻疹ウイルス	麻疹（はしか）
	ラブドウイルス	狂犬病ウイルス	狂犬病
	フィロウイルス	エボラウイルス	エボラ出血熱
	ブニャウイルス	クリミア・コンゴ出血熱ウイルス	クリミア・コンゴ出血熱
	アレナウイルス	ラッサウイルス	ラッサ熱
	コロナウイルス	SARSコロナウイルス	重症急性呼吸器症候群（SARS）
	トガウイルス	風疹ウイルス	風　疹
	フラビウイルス	日本脳炎ウイルス	日本脳炎
		C型肝炎ウイルス	C型肝炎
	レトロウイルス	ヒト免疫不全ウイルス（HIV）	後天性免疫不全症候群（AIDS）
	ピコルナウイルス	ポリオウイルス	ポリオ
		A型肝炎ウイルス	A型肝炎
	カリシウイルス	ノロウイルス	ノロウイルス感染症（下痢・嘔吐）
二本鎖RNA	レオウイルス	ロタウイルス	ロタウイルス感染症（下痢・嘔吐）

宿主が存在し，ヒトを宿主とするウイルスは数百種類以上あるといわれている．複数の生物種を宿主としているウイルスが多く，たとえば**A型インフルエンザウイルス**の一部はヒトだけでなく，鳥類やブタなどを宿主としている．増殖する臓器，組織，細胞（宿主細胞）が決まっているウイルスも多い．**麻疹ウイルス**は全身性に感染するが，**水痘ウイルス**や**日本脳炎ウイルス**は神経系の細胞に感染する．

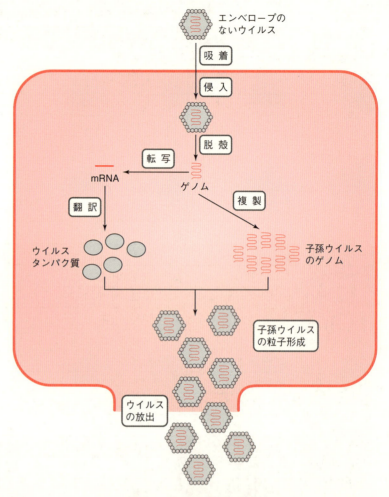

図 27・3 ウイルスの複製

　また，ウイルス感染から発症までの時間もウイルスによって異なる．インフルエンザウイルスのように感染後数日程度で発症するウイルスもあれば，**ヒト免疫不全ウイルス（HIV）**のように発症まで数年以上かかるものも存在する．感染から発症までの期間を**潜伏期間**という．
　ウイルスのなかには，**EB ウイルス**のように悪性腫瘍（悪性リンパ腫）を発生させるウイルスも存在する．
　c．ウイルスの複製（図 27・3）　　ウイルスは宿主細胞の代謝系を用いて増殖する．宿主細胞表面に吸着し，細胞内に侵入するところから増殖が始まる．このとき，ウイルスの殻が分解され，ウイルス核酸が細胞内で遊離した状態になる．その後，ウイルス核酸は宿主細胞の核内に入り，宿主細胞の代謝系を用いて，ウイルス自身のタンパク質や核酸を合成させ，大量のウイルスが複製さ

第27章 微 生 物 149

れる. 複製されたウイルスが細胞外に大量に放出され, それに伴い宿主細胞は死に至る.

1つの細胞から放出されるウイルスの数は, 100～1万個にも及ぶ. 宿主細胞に影響を与えないで, ウイルスの複製過程だけを選択的に阻害できる薬剤の開発は難しく, 抗ウイルス薬の種類は限られる.

27・3・2 細 菌 (表27・3)

a. 形 状 大きさは, 1～5 μm 程度と光学顕微鏡がないと観察できない. 形状から**球菌, 桿菌, らせん状菌**に分けられる.

球菌は球状やソラマメ状の形をしており, **ブドウ球菌**や**レンサ球菌**, **髄膜炎菌**などがある. 球菌のなかには,

表 27・3 代 表 的 な 細 菌

分 類	好気性 / 嫌気性[†]	細菌名	おもな感染症・特徴
グラム陽性球菌	通性嫌気性	黄色ブドウ球菌	化膿性疾患, メチシリン耐性黄色ブドウ球菌 (MRSA) 感染症
		表皮ブドウ球菌	皮膚の常在菌
		レンサ球菌	化膿性疾患, 咽頭炎, 肺炎
グラム陽性桿菌 (芽胞形成なし)	通性嫌気性	ジフテリア菌	ジフテリア. 予防接種が有効
グラム陽性桿菌 (芽胞形成菌)	好気性	炭疽菌	家畜で流行する炭疽の原因
	偏性嫌気性	破傷風菌	土壌などからの創傷感染
		セレウス菌	食中毒の原因
		ボツリヌス菌	食中毒の原因
		ディフィシル菌	偽膜性大腸炎
グラム陰性桿菌	通性嫌気性	大腸菌	食中毒, 腸内常在菌
		サルモネラ菌	腸チフス, 食中毒
		コレラ菌	コメのとぎ汁様の下痢を起こす.
		腸炎ビブリオ菌	魚介類の食中毒の原因
	好気性	緑膿菌	院内感染の原因となる.
		百日咳菌	百日咳
グラム陰性球菌	好気性	淋 菌	淋病 (性感染症)
グラム陰性らせん状	好気性	ヘリコバクター・ピロリ	胃に感染. 胃潰瘍や胃がんの原因
抗 酸 菌	好気性	結核菌	結 核
マイコプラズマ	好気性または通性嫌気性	肺炎マイコプラズマ	細胞壁をもたない特殊な細菌. 肺炎を起こす.

† 通性嫌気性: 酸素があってもなくても発育できる細菌
　偏性嫌気性: 酸素がない環境でしか発育できない細菌

150 第Ⅳ部 生 物

2 つに分裂し，増殖する際に，ぶどうの房状に増えてい
くもの（ブドウ球菌），連鎖状に一列に配列しているも
の（レンサ球菌）など，配列に特徴的なものも多い．桿
菌（細長い桿状の形をしたもの）には，**大腸菌**や**赤痢菌**
などが含まれる．らせん状菌（菌体がらせん状にねじれ
た形もの）には，**ヘリコバクター・ピロリ**などがある．

b. 構 造（図 27・4）　核膜がなく（原核細胞），
核様体という形で，染色体がある程度集まった状態に
なっている．硬い細胞壁をもち，細菌の形状を特徴づけ
ている．一部の細菌には，**線毛**や**鞭毛**，**莢膜**，**芽胞**をも
つものがある．線毛は標的細胞に付着する際に働く．鞭
毛は細菌が移動する際に足の役割をする．莢膜は細胞壁
の外側にある膜で，宿主の免疫系を作用しにくくする機
能がある．

乾燥や栄養不足などの細菌の生存に劣悪な環境に置か
れた際に，芽胞を形成し休眠状態に変化する細菌がある．
芽胞は熱や一部の消毒剤に耐性をもつ（たとえば 100
℃の湯で 30 分以上煮沸しても死滅しない）ため，医療
分野では，芽胞形成菌には特に注意が必要である．**クロ
ストリジウム属菌**（破傷風菌，ボツリヌス菌，ディフィ
シル菌など）や**バシラス属菌**（炭疽菌やセレウス菌など）
は代表的な芽胞形成菌で，消毒の不徹底により院内感染
の原因となることがある（⇨ **コラム 2**）．

コラム 2　滅菌と消毒

微生物を完全に死滅させることを**滅菌**と
いう．滅菌は，熱，放射線，ガスによる方
法がとられる．宿主の組織も一緒に死滅し
てしまうため，滅菌できるものは器具など
に限られる．

これに対し，病原微生物の数を害のない
程度まで減らすことを**消毒**という．消毒は
一般に薬剤を用いる．器具や環境のほか，
皮膚や粘膜などの生体組織にも用いること
ができるが，消毒剤の効果がない微生物も
存在する．また，生体に毒性のある消毒剤
もあるので，消毒剤の特徴を理解して使用
する必要がある．

体内に挿入する器具（手術用器械，注射
針など）は使用前に滅菌しておく必要があ
る．一方で皮膚に直接接触させる器具（聴
診器や便器など）は，消毒で十分である．

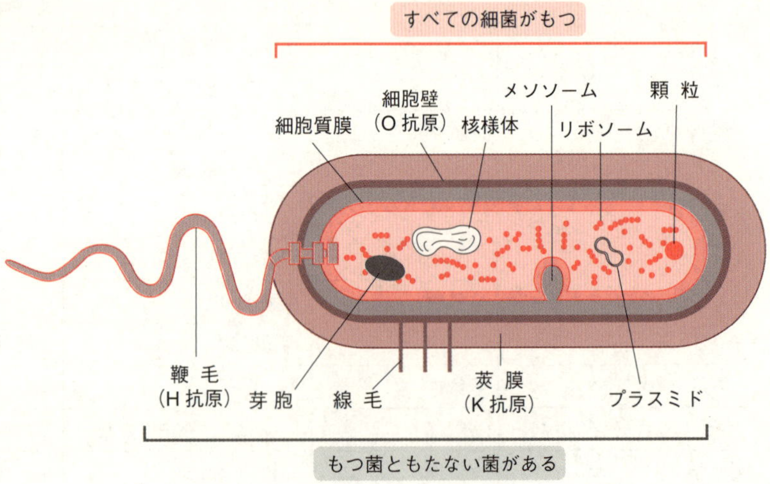

図 27・4　細菌の構造

c. グラム陽性菌とグラム陰性菌　光学顕微鏡で観
察する際に，特定の染料を用いて細菌を染色して観察す

第 27 章 微 生 物 151

る場合が多い．代表的な染色法として**グラム染色法**がある．紫色に染まる細菌が**グラム陽性菌**，淡紅色に染まる細菌が**グラム陰性菌**である．

グラム染色されるか否かは細胞壁の構造の違いによる．細菌は，形状とグラム染色の有無により分類されることが多い（グラム陽性球菌，グラム陰性桿菌など，表 27・3 参照）．

d. 好気性菌と嫌気性菌 細菌の発育に酸素が必要かどうかにより**好気性菌**（発育に酸素が必要）と**嫌気性菌**（酸素がなくても発育できる，または，酸素があると発育できない）に分類する．

結核菌や緑膿菌などは代表的な好気性菌であり，大腸菌やブドウ球菌，破傷風菌は，嫌気性菌である．

e. 細菌の増殖 栄養や水分，適切な温度（多くは 30～40 ℃），酸素（嫌気性菌には酸素は必要ない）などがあれば細菌は細胞分裂を繰返し自己増殖する．

一般に数十分～1 時間程度で分裂を行い，増殖速度が速く，菌数は対数的に増加する．

f. 毒 素 細菌は，**内毒素（エンドトキシン）**と**外毒素（エキソトキシン）**という毒性物質を産出することがあり，感染した宿主に炎症や血圧低下をひき起こす．

内毒素は，グラム陰性菌の細胞壁成分であり，細菌が壊れる際に多量に放出される．外毒素は，細菌が菌体外に分泌するタンパク質である．内毒素よりも毒性が強いが，熱に弱く，抗体ができやすい．

27・3・3 真 菌

真菌はカビの仲間である．真核生物（核が存在する）であり，細胞構造や代謝経路がヒトに近いため，真菌細胞だけに効果があり副作用の少ない抗菌薬の開発は難しい．感染症の原因として脅威ではあるが，一方で人間の生活の役に立っている面もある．真菌の一種である酵母が糖質をアルコールと二酸化炭素に分解する働きを利用してアルコールを醸造したり，パンを膨らますのに役立てている（**発酵**）．

医療の分野で問題となる真菌は，形状により**酵母**と**糸状菌**の 2 種類に分けられる．酵母は球形または楕円形の単細胞性の真菌で，大きさは 3～4 μm である．出芽によって増殖する特徴がある．口腔内の常在菌である**カンジダ**などがある．糸状菌は糸状または枝状で，樹木が

152   第IV部 生　　物

枝分かれするように発育していく．**白癬**（いわゆる水虫）
の原因となる**皮膚糸状菌**や**アスペルギルス**などがある．

27・3・4　原 虫 な ど

　原虫は単細胞の微生物である．核は存在する（真核生
物）が，細胞壁はない．一部の原虫には運動性をもつも
のもある．

　ヒトに感染する原虫としては，**マラリア原虫，赤痢ア
メーバ**（細菌である赤痢菌と異なることに注意），**トキ
ソプラズマ，膣トリコモナス**などが重要である．

　マラリアは，蚊に刺咬されることで媒介される感染症
で，アフリカを中心に世界中で年間 2 億人の患者が発
生している．わが国では海外渡航者が海外で感染し，帰
国後に発症するケースに限られる．**赤痢アメーバ**は粘血
便や下痢を生じ，熱帯に多い感染症である．**トキソプラ
ズマ**はネコなどのヒト以外の動物にも感染する人獣共通
感染症で，免疫不全状態の患者に感染を起こすと重篤な
状態に陥ることがある．**膣トリコモナス**は性感染症の一
種である．

　リケッチアや**クラミジア**は核をもたない原核生物であ
り，ウイルスと同じように他の生物の細胞に寄生しない
と増殖できない（偏性細胞内寄生性）．リケッチアによっ
て生じる感染症には，シラミによって媒介される**発疹チ
フス**（発疹チフスリケッチアによる）やダニによって媒
介される**ツツガムシ病**（ツツガムシ病リケッチアによ
る）などがある．また，クラミジアには，性感染症をひ
き起こすクラミジア・トラコマチスなどがある．

28　免　疫

28・1　免　疫

　はしか（麻疹）やおたふく風邪（流行性耳下腺炎）は，一度罹患すると一生かからないとされる．これは，ヒトに微生物による感染から逃れることができる防御システムが備わっているからである．このような疫（疫病）から免れる現象を**免疫**という．微生物などの外部から侵入してくる敵は，人間にとって異物（**非自己**）である．免疫は，非自己と**自己**（自分の身体の成分）を識別し，非自己を攻撃・排除できる仕組みとなっている．

　免疫は，**自然免疫**（**先天免疫**）と**獲得免疫**（**後天免疫**）に分けられる．自然免疫は生まれながらにもっている免疫システムで，異物の侵入に対し迅速に働く．微生物などの異物に共通した構造を目印に非自己性を認識する非特異的反応である．獲得免疫は，異物に触れてはじめて働く免疫システムで，効果が発現するのに時間がかかるが，特異的で強力な反応を生じる．

　免疫反応をひき起こす物質を**抗原**という．細菌の細胞壁成分やウイルスの核酸などが抗原となる．自分の体内で発生したがん細胞の成分も抗原となり，がん細胞を排除しようとする免疫が働いている．

　免疫の異常により疾患が生じる．ウイルス感染や薬剤の副作用などにより免疫力が低下するとさまざまな感染症にかかりやすくなる．一方，免疫反応が過剰になった結果，**アレルギー**や**自己免疫疾患**を生じる（⇨ p.157，コラム**1**）

28・2　病原微生物の侵入に対する生体のバリア機構

　ヒトの体表や管腔内（腸や気管などの管状の臓器）には，生体への病原微生物の侵入を防ぐための**バリア**が備わっている．たとえば，**皮膚**や**粘膜**，**腸管**などの上皮細胞は互いに隙間なく結合しており，外部からの侵入を防いでいる．そのため，熱傷などにより皮膚が損傷してこのバリアが破たんした場合，感染性の弱い細菌であっても容易に侵入してしまう．

　気道粘膜には**線毛**という細かい毛状の構造物があり

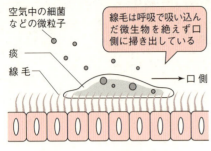

図28・1 気道粘膜の働き

（図28・1），呼吸で吸い込んだ微生物を絶えず口側に掃き出している．

その他，**尿**や**涙液**はそれぞれ膀胱や眼球表面に付着した微生物を洗い流す役割がある．粘液や涙液に含まれる**リゾチーム**というタンパク質は，細菌の細胞壁の成分を分解する働きがある．**常在細菌叢**（§27・1参照）もバリア機構に一役買っている．腸管内の常在細菌叢は，外部から侵入した微生物が定着するのを防いでいる．膣粘膜は常在細菌が分泌する酸性物質により常に酸性が保たれており，病原微生物が増殖しにくい環境となっている．

28・3 自然免疫

病原微生物がバリア機構を突破し生体内に侵入すると，生体内で**自然免疫**が働く．自然免疫において最も重要な働きをする細胞は**食細胞**とよばれ，病原体を貪食する細胞である．代表的なものが**マクロファージ**や**好中球**で，病原体をそれぞれの細胞内に取込み，病原体を消化したり殺菌したりする（**貪食**）．また，マクロファージは**サイトカイン**（免疫に関係する細胞から分泌されるタンパク質の一種）を大量に分泌し，ウイルス感染細胞を殺傷し，さらに，他の免疫細胞などを活性化する．

マクロファージは**抗原提示能**をもっている（図28・2）．これは，貪食した病原体の成分をマクロファージの表面上に提示し，**ヘルパーT細胞**（免疫細胞の一種）に抗原情報を伝達し獲得免疫を誘導する働きである．抗原提示能をもち獲得免疫を誘導する細胞には，ほかにも表皮，鼻腔などに存在する**樹状細胞**などがある．

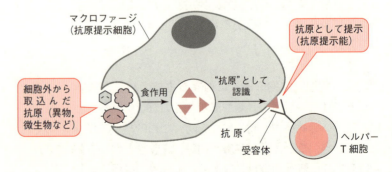

図28・2 マクロファージの抗原提示

補体というタンパク質も，非自己の成分に反応して活性化され自然免疫に重要な働きをもつ（図28・3）．活性化した補体は，標的細胞の細胞膜を溶解し穴をあけて

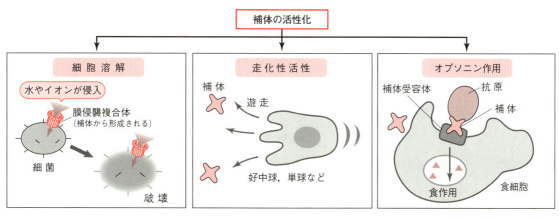

図 28・3 補体の働き

破壊する機能（**細胞溶解**）や好中球や単球を感染部位に集める機能をもつ（**走化性活性**）．さらに標的細胞の表面に結合して目印となり，食細胞の貪食を誘導する作用（**オプソニン作用**）がある．

28・4 獲得免疫

自然免疫に対して**獲得免疫**は，生体に異物（抗原）が侵入してはじめて働く免疫システムである．獲得免疫は特異性が高く，ある抗原に反応する免疫は，他の抗原には反応しない．獲得免疫は，マクロファージなどの抗原提示細胞がヘルパーT細胞に抗原提示を行い，抗原提示を受けたヘルパーT細胞が他のさまざまなリンパ球に働きかけるところから始まる．獲得免疫は，Bリンパ球（B細胞）による**体液性免疫**（**液性免疫**）と，Tリンパ球（T細胞）による**細胞性免疫**に分類される．

28・4・1 液性免疫

ヘルパーT細胞に働きかけられたB細胞は，**形質細胞**（**プラズマ細胞**）に分化し，**抗体**を分泌する機能をもつようになる（図 28・4）．抗体はタンパク質であり，**免疫グロブリン**とよばれる．抗体は，構造や役割の違いにより，IgG, IgM, IgA, IgD, IgE の5種類（表 28・1）

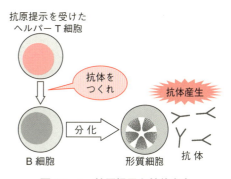

図 28・4 抗原提示と抗体産生

表 28・1 抗体の種類

	IgG	IgM	IgA	IgD	IgE
比率（%）	80	5	14	1	1％以下
特徴	最も多く強力な抗体．母体から胎児に移行可能（胎盤通過性）	感染後，最初に産出される．	母乳，粘液，唾液，涙液に分泌される．	詳しい機能は不明である．	炎症反応を活性化する．Ⅰ型アレルギーの原因になる．

に分類される．抗体は**抗原**と特異的に結合して**抗原抗体複合体（免疫複合体）**を形成し，抗体が結合した抗原は標的細胞に結合できなくなり無毒化される．

さらに，抗原抗体複合体に**補体**が結合すると，ウイルス感染細胞やがん細胞を殺傷するほか，食細胞（マクロファージや好中球など）による貪食を誘導する**オプソニン作用**を生じさせる（§28・3 参照）．

28・4・2 細胞性免疫

抗原提示を受けたヘルパーT細胞は，**キラーT細胞（細胞傷害性T細胞）**を活性化させる（図 28・5 a）．活性化したキラーT細胞は直接抗原を攻撃して殺傷する．また，**NK細胞（ナチュラルキラー細胞）**が体内を循環しながら非自己が侵入していないかを監視している．NK細胞もウイルス感染細胞やがん細胞を発見すると，その細胞を殺傷する（図 28・5 b）．

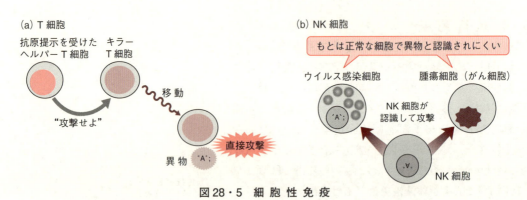

図 28・5 細胞性免疫

28・5 免疫記憶

ある抗原に感染した際に，活性化されたB細胞やT細胞の一部は休止状態になり，免疫反応に参加しない状態になる．これらの休止状態にある細胞は，それぞれ，**メモリーB細胞**，**メモリーT細胞**とよばれる．2回目に同じ抗原が侵入した場合，休止状態のメモリーB細胞やメモリーT細胞が活性化され，初回の感染時よりも免疫反応が早く起こる．たとえば，初めての感染の場合は，約1週間でIgMが産出され，その後IgGが産出される．2回目以降に感染した場合，IgGは数日以内に大量に産生される．このように2回目の免疫応答が素早く強力に起こる反応を**免疫記憶**という．はしか（麻疹）や水ぼうそう（水痘）に一度かかれば生涯かからないの

第28章　免　　疫　　157

は，この免疫記憶によるものである．

　ワクチン（予防接種）はこの免疫記憶を応用した予防法である．ある微生物由来の抗原（ただし病原性はないか，きわめて弱くしている）を人為的に接種することで，体内に抗原を侵入させる．その結果，その抗原に対する免疫記憶をひき起こさせ，2回目に抗原（微生物）が侵入してきても免疫反応により感染症の発症を抑えられる．

28・6　能動免疫と受動免疫

　自分の免疫系の力により抗原を排除しようとする免疫反応を能動免疫という．これに対し，他の個体が産生した抗体を利用した免疫反応を受動免疫という．

　受動免疫の例としては，胎児や新生児の免疫や血清療法がある．胎児や新生児は免疫機能が未発達なため，外部からの攻撃に弱い．そのため，胎盤を通して母体から免疫グロブリンのひとつである IgG が胎児に移行して免疫が働く．新生児では，胎児期に母体から移行した IgG による免疫や母乳中に含まれる IgA による免疫が働く．また，マムシやハブなどの毒ヘビに咬まれた際の治療として血清療法が行われる．これは，毒素を注射し，毒素に対する抗体をつくらせたウマなどの血清を，毒ヘビに咬まれた際に投与する治療法で，ウマの体内で産出された抗ヘビ毒抗体をヒトに用いる受動免疫のひとつである．

コラム 1　免疫の異常が原因となるおもな疾病

● HIV 感染と後天性免疫不全症候群

　免疫が機能しない状態になる疾患の代表的なものに，ヒト免疫不全ウイルス（HIV）感染がある．HIV は免疫細胞に感染するウイルスで，感染すると，数年以上かけて徐々に免疫機能が低下する．その結果，通常では問題とならないような病原性の弱い微生物に対しても免疫が働かず，重篤な感染症をひき起こす．こうした状態を後天性免疫不全症候群（エイズ，AIDS）という．いまだ根治する治療法のないウイルス感染症で，世界中で HIV 感染者は約 3670 万人以上，AIDS による年間死亡者数は約 110 万人にのぼる（2015 年現在）．

● アレルギー

　逆に免疫が過剰に働く状態もある．その代表的なものがアレルギーで，花粉症や食物アレルギーなどがある．これは花粉や食物など，本来有害ではない異物に対し，過剰な免疫反応が起こり，かゆみや炎症などの異常な反応を生じさせてしまう．場合によっては，呼吸困難や血圧低下など命に関わる状態に至ることもある．花粉症や食物によるアレルギーは I 型アレルギーとよばれ，IgE 抗体が異常に働くことによる．

● 自己免疫疾患

　自分の細胞を標的にして免疫が働いてしまう疾患があり，自己免疫疾患とよばれる．代表的なものに関節リウマチや全身性エリテマトーデスがある．詳しい作用機序はまだよくわかっていないが，本来非自己に働くべき免疫が自分の生体成分を異常に攻撃してしまう疾患である．関節リウマチでは免疫グロブリンに対する抗体が，全身性エリテマトーデスでは細胞核の成分に対する抗体が産出される．

　（免疫系の疾患について詳しくは，本シリーズ "第3巻 病気の成り立ちを知る" 参照．）

29 遺　伝

29・1　遺　伝

親のもつ形質が**遺伝子**によって子に伝えられ，身体の形態や機能が発現する現象を**遺伝**といい，さまざまな過程が存在する．遺伝子発現の過程で，正常とは異なる作用が生じた場合には，がんなどの疾病が発症する．

29・2　遺伝子，DNA，染色体の関係

遺伝子は細胞の核内にある **DNA** 上に存在している．DNA は，**ヒストン**というタンパク質に巻付いた形で，コンパクトに折りたたまれている（図 29・1）．

普段は核内に広がった状態で存在しているが，細胞分裂の際に凝集し，**染色体**の形となり，光学顕微鏡下で観察できる．DNA の特定の領域にタンパク質や RNA の合成に関する情報が存在し，これを遺伝子という．DNA 上のすべての情報が遺伝子であるわけではなく，遺伝子と遺伝子の間には役割がわかっていない領域がある．

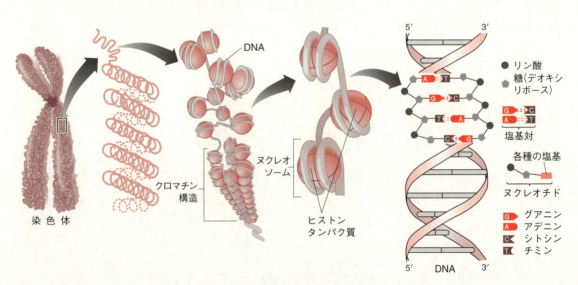

図 29・1　染色体と DNA の構造

29・3 染色体

染色体は，生物種によって固有の数と形をもつ（図29・2）．ヒトの場合，44本（22対）の**常染色体**と2本（1対）の**性染色体**がある．

常染色体は男女共通に存在しており，性染色体は，男性は XY，女性は XX で性によって構成が異なる．1つの細胞に，同じ大きさと形をもった染色体が一対ずつ存在し，これを**相同染色体**という．一対の相同染色体の一方は父親から，もう一方は母親から受け継いだものである．

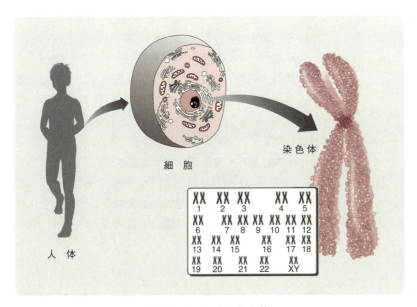

図 29・2 ヒトの染色体

29・4 DNA と RNA

DNA は，2本の鎖からなる**二重らせん**構造をとり，**ヌクレオチド**とよばれる，**リン酸**，**糖**（デオキシリボース），**塩基**からなる最小単位の構造（**ヌクレオチド**）が繰返されてできている（図29・1参照）．

塩基には，**アデニン（A）**，**グアニン（G）**，**チミン（T）**，**シトシン（C）**の4種類があり，DNA の二本鎖の間で塩基同士が結合している．塩基同士，A には T，G には C というように，ペア（塩基対）が決まっている．つまり，一方の鎖の塩基配列がわかれば，もう一方の鎖の塩基配列もわかる．

ヒトの場合，1個の細胞内の DNA の長さは 2 m にもなり，DNA 上には 32 億対の塩基配列が存在している．

RNAはDNAと似た構造をしているが，一本鎖であり，リン酸，**リボース**とよばれる糖，塩基からなる．また，塩基は，チミン（T）の代わりに**ウラシル（U）**であり，塩基対の結合はUとCとなる．

RNAには，**メッセンジャーRNA（mRNA）**，**リボソームRNA（rRNA）**，**転移RNA（tRNA）**の3種類があり，それぞれがタンパク質合成に関わっている．mRNAはDNAの遺伝情報を写し取る役割をもつ．rRNAはリボソームを構成する成分であり，tRNAはアミノ酸を運搬する役割をもつ（図29・5参照）．

29・5 体細胞分裂と減数分裂

生殖細胞以外の細胞（体細胞）は，1つの細胞が2つの**娘細胞**（細胞分裂によって生じた細胞をいう）に分裂することで，細胞を増殖させている（**体細胞分裂**，図29・3左）．分裂に先立ち，DNAを複製し，2倍量に増やした後に2個の娘細胞に分配される．分裂前後で染色体数は変わらず，遺伝情報は基本的に同一である．

生殖細胞は，**減数分裂**とよばれる細胞分裂を行う．これは，1つの細胞が2段階の細胞分裂を経て，染色体数が半数になる分裂である（図29・3右）．

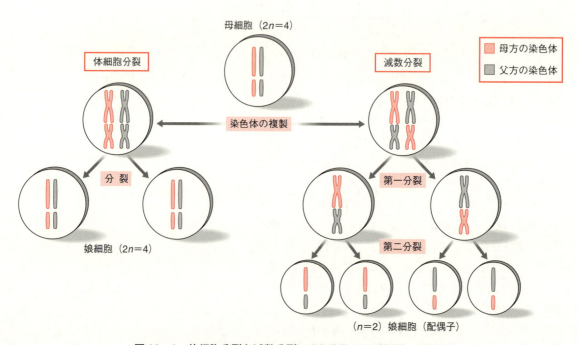

図29・3 体細胞分裂と減数分裂 染色体数4本（2対）の場合

分裂に先立ち，まず，DNA が複製されて 2 倍量になり，第一分裂で複製された染色体が 2 つの娘細胞に分離する．つづいて第二分裂で，それぞれの娘細胞の染色体が 2 つの娘細胞に分配される．第二分裂で娘細胞に分配される染色体数は半分になる．ヒトの場合，減数分裂でできた娘細胞には，22 本の常染色体と 1 本の性染色体の計 23 本が含まれている．

女性の性染色体は XX であるため，減数分裂の結果できた卵子の性染色体はすべて X となる．男性の性染色体は XY であるため，精子は X か Y のいずれかの性染色体をもっている．精子と卵子が受精すると，精子の性染色体が X か Y かにより受精卵が XX か XY のいずれかの性染色体をもつことになり，性別が決まる．

29・6 DNA の 複 製

細胞は分裂するたびに，DNA から同じ DNA がつくられ（**複製**という），2 つの新しく生まれた細胞に伝えられる（図 29・4）．

複製では，まず 2 本の鎖からなる DNA の二重らせん構造がほどけて一本鎖の DNA になる．一本鎖 DNA を**鋳型**にして，相補的な塩基（A には T，G には C）をもつ DNA が合成され，娘細胞に分配される．つまり新しく生まれた細胞の二本鎖の DNA の一方は鋳型となった DNA 鎖で，もう一方は新たに合成された DNA 鎖である．この過程は**半保存的複製**とよばれる．

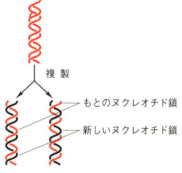

図 29・4　DNA の複製（半保存的複製）

29・7　遺伝子の転写と翻訳

DNA 上の遺伝子の情報をもとに，アミノ酸を原料にしてタンパク質合成が行われる（図 29・5）．まず，DNA の塩基配列から mRNA がつくられる（**転写**）．転写は，DNA の二本鎖がほどけるところから始まり，ほどけた一方の DNA 鎖を鋳型にして，相補的な塩基をもつヌクレオチドをつないで mRNA が合成される（図 29・5 上）．DNA の複製と異なり，すべての DNA の塩基配列が転写されるのではなく，各臓器・組織の形態・機能に必要な塩基配列だけが mRNA に転写される．

合成された mRNA は**リボソーム**に移動する．リボソーム上では，tRNA によって運ばれたアミノ酸が mRNA の塩基配列に従って次々とつながり，タンパク質が合成される（図 29・5 下）．タンパク質を構成する

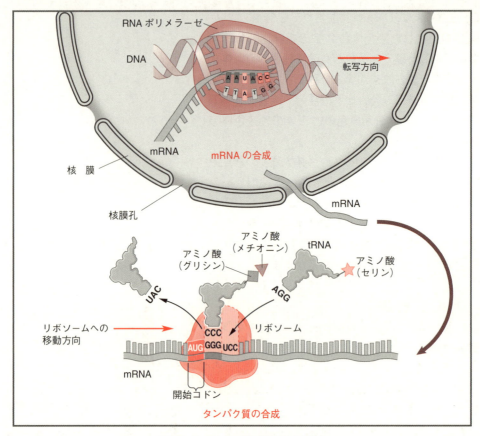

図 29・5 タンパク質合成の過程

コドンの 2 番目の塩基

コドンの1番目の塩基	U		C		A		G		コドンの3番目の塩基
U	UUU UUC	フェニルアラニン (Phe)	UCU UCC UCA UCG	セリン (Ser)	UAU UAC	チロシン (Tyr)	UGU UGC	システイン (Cys)	U C
U	UUA UUG	ロイシン (Leu)			UAA UAG	終止コドン 終止コドン	UGA UGG	終止コドン トリプトファン(Trp)	A G
C	CUU CUC CUA CUG	ロイシン (Leu)	CCU CCC CCA CCG	プロリン (Pro)	CAU CAC	ヒスチジン (His)	CGU CGC CGA CGG	アルギニン (Arg)	U C A G
C					CAA CAG	グルタミン (Glu)			
A	AUU AUC AUA	イソロイシン (Ile)	ACU ACC ACA ACG	トレオニン (Thr)	AAU AAC	アスパラギン (Asn)	AGU AGC	セリン (Ser)	U C
A	AUG	メチオニン(Met) 開始コドン			AAA AAG	リシン (Lys)	AGA AGG	アルギニン (Arg)	A G
G	GUU GUC GUA GUG	バリン (Val)	GCU GCC GCA GCG	アラニン (Ala)	GAU GAC	アスパラギン酸 (Asp)	GGU GGC GGA GGG	グリシン (Gly)	U C A G
G					GAA GAG	グルタミン酸 (Glu)			

図 29・6 コドンとアミノ酸の対応

アミノ酸は 20 種類あるが，mRNA 上の連続した 3 つの塩基配列（これを**コドン**という）が 1 個のアミノ酸を決めている（図 29・6）．たとえば，mRNA のコドンが CUG という塩基配列であれば，ロイシンとなる．

30 個体の死

"広辞苑（第 5 版）"によれば"死"とは，"命がなくなること．生命がなくなること"とある．何をもって人間の死とするのか，その判定や定義は文化，時代，分野（医学や法律など）などによりさまざまである．まず，生死の境目がどこにあるかを明確にしなければならないが，当然のことながら，そこには大きな困難が伴う．

この章では，医療の現場で使用される用語としての**心臓死**，**脳死**，**尊厳死**および**安楽死**について述べる．

30・1 心臓死

医療で用いられる**"死の三徴候"**とは，次の 3 つを指す．

　　自発呼吸の停止　　心拍の停止　　瞳孔が開く

心臓死は"心拍の停止"のみの状態である．これら 3 つの死の徴候が揃った状態で医師によって死と判定される．この場合の"死"は後述の"脳死"とは別である．

30・2 脳　死
30・2・1 脳死という概念

先述のように"死"の定義は困難である．全身の組織がくまなく死んでしまえば明確に死に至ったと考えるこ

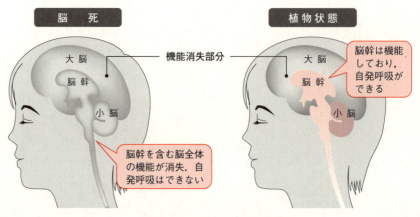

図 30・1　脳死と植物状態

とができるが，心臓死ではこの状態に至っていない．

脳死とは，呼吸・循環機能の調節や意識の伝達など，生きていくために必要な働きをつかさどる脳幹を含む脳全体の機能が失われた状態とされる．脳幹の機能が残っている**植物状態**は，患者が自発呼吸できる場合が多く，脳死とは区別されている（図30・1）．

わが国における法的な脳死の定義は，

> "脳死した者の身体とは，脳幹を含む全脳の機能が不可逆的に停止するに至ったと判定された者の身体をいう"（臓器の移植に関する法律 第6条）

とされている（⇨ コラム **1**）．

30・2・2 脳死の判定

臓器移植の目的で脳死を法的に示す必要のある場合，"臓器の移植に関する法律（通称 臓器移植法）"に示された手順により**脳死判定**が行われる．一方，臓器移植の目的ではない場合は脳死判定を実施することはできない．なぜなら，脳死の判定基準には人工呼吸器を外して自発呼吸が消失するかの確認が含まれており，これを実施することにより患者の状態をさらに悪化させるリスクがあるためである．妊産婦や6歳未満の小児には脳死判定は行われない．

脳死判定は移植に関係しない脳死判定の経験のある2人以上の医師で行う．1回目の判定の6時間後に2回目の判定を行う．2回目の判定が終了した時刻を死亡時刻とする．以下は日本脳神経外科学会による**脳死判定基準**である．

● **脳死判定基準**
・**深い昏睡**: JCS300 または GCS3.
・**瞳孔の散大と固定**: 瞳孔の直径が両側4 mm 以上.
・**脳幹反射**（対光反射，角膜反射，毛様脊髄反射，眼球頭反射，前庭反射，咽頭反射，咳反射）の消失.
・**平坦な脳波**: 疼痛刺激を加えても最低4導出で30分以上平坦.
・**自発呼吸の停止**: 100% 酸素で飽和したのち呼吸器を外し，動脈血二酸化炭素分圧（$PaCO_2$）が60 mmHg 以上に上昇することを確認する．脳に影響を与えるため，必ず最後に実施する.

コラム 1 脳死と臓器移植

医療の現場で**臓器移植**が行われるようになると，死後のできるだけ新鮮な臓器を使いたいと考えるようになった．臓器の機能を失っていない新鮮な臓器を移植に使うことにより，移植後の予後が良好になるからといって早めに臓器を取去るとその臓器は"生きている"ことになり，"死んだ"個体から取出したという論理とは矛盾する．

極端な話，その一連の行為は"殺人"ということになりかねない．そこで，意識の有無を生死の境目とすることが提唱され，"脳死"という概念が生まれた．

30・3 尊 厳 死
30・3・1 尊厳死の定義

尊厳死とは, "延命措置を断わって自然死を迎えること（日本尊厳死協会)" とされている. わが国においては法的な定義はない.

30・3・2 リビング・ウイル

リビング・ウイル（living will）とは, 延命治療の打切りを希望するなど, 生前に行う意思表示のことをいう.

30・4 安 楽 死
30・4・1 安楽死の定義

安楽死とは, 苦痛を与えずに死に至らせることである. 一般的に終末期患者に対する医療上の処遇を意味して表現される.

安楽死に至る方法として, **積極的安楽死**と, **消極的安楽死**の 2 種類がある.

30・4・2 積極的安楽死

積極的安楽死とは, 致死性の薬物の服用または投与により死に至らせることである. 自分で積極的安楽死を行った（未遂も含む）場合は自殺なので犯罪にはならない. しかし, 他人による積極的安楽死は, 未遂も含めて刑法上殺人罪・殺人未遂罪の対象となる.

30・4・3 消極的安楽死

消極的安楽死とは, 予防・救命・回復・維持のための治療を開始しない, または, 開始しても後に中止することによって, 人を死に至らせる行為である. 臨床上治療可能であっても, 患者本人の明確な意思（意思表示能力を喪失する以前の自筆署名文書による事前意思表示も含む）に基づく要求に応じ, または, 患者本人の事前意思表示がなく意思表示不可能な場合は, 患者の親・子・配偶者など親等が近い家族の明確な意思に基づく要求に応じ, 消極的安楽死が実行されることはある.

わが国の法律では, 患者本人の明確な意思表示に基づく消極的安楽死は, 刑法 199 条の殺人罪, 刑法 202 条の殺人幇助罪・承諾殺人罪には該当せず, 本人の自由意思で決定・実施できるとされている.

第 30 章 個 体 の 死　　167

死亡診断書（死体検案書）

この死亡診断書（死体検案書）は、我が国の死因統計作成の資料としても用いられます。かい書で、できるだけ詳しく書いてください。

記入の注意

氏　名		1 男　2 女	生年月日	明治　昭和　大正　平成　　　　年　月　日 （生まれてから30日以内に死亡したときは生まれた時刻も書いてください。）午前・午後　時　分		

← 生年月日が不詳の場合は、推定年齢をカッコを付して書いてください。

夜の12時は「午前0時」、昼の12時は「午後0時」と書いてください。

死亡したとき	平成　　　年　　　月　　　日　　午前・午後　　時　　分

死亡したところ及びその種別	死亡したところの種別	1 病院　2 診療所　3 介護老人保健施設　4 助産所　5 老人ホーム　6 自宅　7 その他
	死亡したところ	番地　番号
	（死亡したところの種別1～5）施設の名称	

← 「老人ホーム」は、養護老人ホーム、特別養護老人ホーム、軽費老人ホーム及び有料老人ホームをいいます。

傷病名等は、日本語で書いてください。
I欄では、各傷病について発病の型（例：急性）、病因（例：病原体名）、部位（例：胃噴門部がん）、性状（例：病理組織型）等もできるだけ書いてください。

妊娠中の死亡の場合は「妊娠満何週」、また、分娩中の死亡の場合は「妊娠満何週の分娩中」と書いてください。
産後42日未満の死亡の場合は「妊娠満何週産後満何日」と書いてください。

死亡の原因	I	（ア）直接死因		発病（発症）又は受傷から死亡までの期間 ◆年、月、日等の単位で書いてください ただし、1日未満の場合は、時、分等の単位で書いてください （例：1年3ヵ月、5時間20分）	
◆I欄、II欄ともに疾患の終末期の状態としての心不全、呼吸不全等は書かないでください		（イ）（ア）の原因			
◆I欄では、最も死亡に影響を与えた傷病名を医学的因果関係の順番で書いてください		（ウ）（イ）の原因			
◆I欄の傷病名の記載は各欄一つにしてください		（エ）（ウ）の原因			
ただし、欄が不足する場合は（エ）欄に残りを医学的因果関係の順番で書いてください	II	直接には死因に関係しないがI欄の傷病経過に影響を及ぼした傷病名等			
	手術	1無　2有　部位及び主要所見		手術年月日　平成　昭和　　年　月　日	
	解剖	1無　2有　主要所見			

← I欄及びII欄に関係した手術について、術式又はその診断名と関連のある所見等を書いてください。紹介状や伝聞等による情報についてもカッコを付して書いてください。

死因の種類	1 病死及び自然死
	外因死　不慮の外因死〔2 交通事故　3 転倒・転落　4 溺水　5 煙、火災及び火焔による傷害　6 窒息　7 中毒　8 その他〕
	その他及び不詳の外因死〔9 自殺　10 他殺　11 その他及び不詳の外因死〕
	12 不詳の死

← 「2 交通事故」は、事故発生からの期間にかかわらず、その事故による死亡が該当します。
「5 煙、火災及び火焔による傷害」は、火災による一酸化炭素中毒、窒息等も含まれます。

外因死の追加事項	傷害が発生したとき	平成・昭和　　年　月　日　午前・午後　時　分	傷害が発生したところ	都道府県　市区郡　町村
◆伝聞又は推定情報の場合でも書いてください	傷害が発生したところの種別	1 住居　2 工場及び建築現場　3 道路　4 その他（　　）		
	手段及び状況			

← 「1 住居」とは、住宅、庭等をいい、老人ホーム等の居住施設は含まれません。

← 傷害がどういう状況で起こったかを具体的に書いてください。

生後1年未満で病死した場合の追加事項	出生時体重　　　　グラム	単胎・多胎の別　1 単胎　2 多胎（　子中第　子）	妊娠週数　満　週
	妊娠・分娩時における母体の病態又は異状　1無　2有〔　　〕3 不詳	母の生年月日　昭和　平成　　年　月　日	前回までの妊娠の結果　出生児　　人　死産児　　胎（妊娠満22週以後に限る）

← 妊娠週数は、最終月経、基礎体温、超音波計測等により推定し、できるだけ正確に書いてください。
母子健康手帳等を参考に書いてください。

その他特に付言すべきことがら

上記のとおり診断（検案）する	
（病院、診療所若しくは介護老人保健施設等の名称及び所在地又は医師の住所）	診断（検案）年月日　平成　　年　月　日 本診断書（検案書）発行年月日　平成　　年　月　日 番地　番号
（氏名）　医師	印

図 30・2　死亡診断書（死体検案書）（2017 年度版，厚生労働省）

30・5 死亡診断書（死体検案書）

　死亡診断書とは，死を医学的・法律的に証明する書類であり，診断した医師・歯科医師のみが作成できる．継続的に診療中であった疾患以外で死亡した場合や診療対象となっていない者が死亡した場合は**死体検案書**として作成される．死亡診断書と死体検案書の書式は同一である（図30・2）．

確 認 問 題

解 答 ⇨ p.170

数 学

問題 1　次の表の各行の割合が同じになるように空欄（ア）〜（シ）を埋めなさい.

小　数	分　数	歩　合	百分率
（ア）	（イ）	（ウ）	5 %
（エ）	$\frac{2}{5}$	（オ）	（カ）
（キ）	（ク）	1割2分5厘	（ケ）
0.02	（コ）	（サ）	（シ）

問題 2　1年間に，人口100万人のA市ではある疾患で100人が死亡し，人口5000人のB村では1人が死亡した. この疾患のA市とB村での人口10万対の死亡率を求めなさい.

問題 3　次の表は，学生10人の身長を示したものである. この学生10人の身長の平均値と中央値を小数点以下第1位まで求めなさい.

学生 No.	身長〔cm〕	学生 No.	身長〔cm〕
1	165	6	155
2	151	7	159
3	154	8	156
4	148	9	154
5	150	10	157

物 理

問題 4　家庭電源100Vで，800Wのこたつに入りながら，500Wの電子レンジと1kWのドライヤーを同時に利用したとき，合計で何Aの電流が流れるか求めなさい.

問題 5　500Wの電子レンジで2分20秒温めなくてはいけないお弁当の場合，700Wの電子レンジなら，どれだけの時間（秒）温めればよいか. また，このときに発生する熱量は何kJか求めなさい.

問題 6　500L酸素ボンベ（14.7MPa充填）の内圧計が5MPaを示している. 酸素を2L/分使用する場合の使用可能時間（分）を小数点2桁目を四捨五入して求めなさい.

化　学

問題 7　濃度 8 % のブドウ糖（グルコース）溶液 150 g と濃度 10 % のブドウ糖溶液 50 g を混合した．混合後の濃度（%）を求めなさい．

問題 8　濃度 30 % の食塩水に水を加えて薄め，濃度 0.9 % の食塩水を 500 g 作りたい．濃度 30 % の食塩水何 g に水何 g を加えればよいか．

問題 9　濃度 25 % の食塩水を 50 倍希釈すると，希釈後の濃度は何 % になるか．

問題 10　ブドウ糖 18 g に水を加えて 200 mL にした．モル濃度〔mol/L〕を求めなさい．（ブドウ糖の分子量 $C_6H_{12}O_6 = 180$）

問題 11　濃度 0.4 mol/L のブドウ糖溶液 100 mL に濃度 0.8 mol/L のブドウ糖溶液 150 mL を混合し，水を加えて全体を 500 mL にした．混合後のモル濃度を求めなさい．

問題 12　5 % クロルヘキシジングルコン酸塩を用いて 0.2 % 希釈液 500 mL を作るのに必要な薬液量は何 mL か．

問題 13　10 % リドカイン塩酸塩液 10 mL をブドウ糖液と混合し，500 mL にしたものを用いて，リドカイン 1 mg/分で点滴静脈注射するように指示された場合の注入速度〔mL/ 分〕を求めなさい．

解　答

1　ア: 0.05，イ: $\frac{1}{20}$，ウ: 5 分，エ: 0.4，オ: 4 割，カ: 40 %，キ: 0.125，ク: $\frac{1}{8}$，
ケ: 12.5 %，コ: $\frac{1}{50}$，サ: 2 分，シ: 2 %

2　A 市: 10 人，B 村: 20 人　　**3**　平均値: 154.9 cm，中央値: 154.5 cm　　**4**　23 A

5　100 秒，70 kJ　　**6**　85.0 分　　**7**　8.5 %　　**8**　30 % 食塩水: 15 g，水: 485 g

9　0.5 %　　**10**　0.5 mol/L　　**11**　0.32 mol/L　　**12**　20 mL　　**13**　0.5 mL/ 分

索　　引

あ

アイザック・ニュートン（人名）13
IgA 155
IgD 155
IgE 155
IgG 155
IgM 155
IgA 抗体 143
iPS 細胞 111
IVR 65
赤さび 102
アシドーシス 101
アスコルビン酸 103
アスペルギルス 152
汗 138, 142
アセチル CoA 126, 127
アセトアルデヒド 79
アセトン 78
アデニン 158, 159
アデノウイルス 147
アデノシン三リン酸 110, 122
アデノシン二リン酸 110, 122
アニオン界面活性剤 94
アニリン 80
アボガドロ数 15
アボガドロの法則 16
アポクリン汗腺 142
アポトーシス 112
アミド結合 83
アミノ基 77, 129
アミノ酸 80, 121
アミノ酸代謝 128
アミノペプチダーゼ 119, 121
アミン 80
アミンホルモン 139
rRNA 160
RNA 109, 160
アルカリ金属元素 17
アルカローシス 101
アルカン 75
アルキメデス（人名）13
アルキメデスの原理 26
アルキル基 76
アルケン 76

アルコール 77
アルコール温度計 52
アルデヒド 78
アルデヒド基 77, 78
α（アルファ）壊変 63
α 線 62
α 波 47
アレナウイルス 147
アレルギー 157
安息香酸 80
アントラセン 77
罨法（あんぽう）51, 52
アンモニア 129
安楽死 164, 166

い

胃 117
胃 液 121, 143
ES 細胞 111
イオン 15
イオン化傾向 19
イオン結合 70
イオン交換樹脂 86
イオン交換水 86
イオン式 18, 72
異 化 122
鋳 型 161
異性体 72
胃 腺 143
イソロイシン 129
位置エネルギー 53
I 型アレルギー 157
1 型糖尿病 128
一時硬水 86
I 度高血圧 7
1 日のエネルギー必要量 130
1 秒率 6
1 価アルコール 77
遺 伝 158
遺伝子 158
遺伝子発現 111
EB ウイルス 147, 148
胃瘻（いろう）116
陰イオン 15, 19
陰イオン界面活性剤 94
インスリン 128, 142
インターベンショナル
ラジオロジー 65
咽頭（いんとう）117

院内感染 145
インフルエンザウイルス 147

う

ウイルス 146
ウラシル 160
運動エネルギー 54
運動の第 1 法則 28
運動の第 2 法則 28
運動の第 3 法則 29

え

永久硬水 86
エイズ 145, 157
栄 養 116
栄養素 117, 132
A 型肝炎ウイルス 147
液 化 23
液化ガス 24
液性免疫 155
エキソトキシン 151
液 体 20
エクササイズ 131
エクリン汗腺 142
AC 37
SI 基本単位 3
SI 組立単位 3
SI 接頭語 4
SI 単位系 3
S 極 41
エステル 81
エステル結合 81
SpO_2 48
エタン 75
エチレン 76
エチレン系炭化水素 76
X 線 62
HIV 145, 147, 148
HIV 感染 157
HbA1c 7
ATP 110, 122, 123, 126, 127
ADP 110, 122
n-3 系脂肪酸 82
n-6 系脂肪酸 82

NADH 126
NADPH 127
N 極 41
NK 細胞 156
エネルギー 53, 55
エネルギー変換効率 55
エネルギー保存の法則 53, 54
ABS 樹脂 85
FEV_1％ 6
$FADH_2$ 126
エボラウイルス 147
エマルション 92
MRI 48
mRNA 160, 161
L 体 73
エーロゾル 24, 92
塩 100
塩 基 98, 110, 158, 159
塩基過剰 101
塩基対 158, 159
塩基配列 111
嚥下（えんげ）117
嚥下障害 117
塩 酸 121
遠 視 60
延 髄 124
延 性 70
塩 析 92
遠赤外線 60
エンドトキシン 151
エントロピー 54
エントロピー増大の法則 54
エンベロープ 146
煙霧（えんむ）質 92

お

黄色ブドウ球菌 149
黄斑（おうはん）111
岡崎フラグメント 111
岡崎令治（人名）111
オキシドレダクターゼ 104
オシロメトリック法 36
オステオン 114
汚 染 65
オゾン 102
音 56
オートクリン 138
音の三要素 56

172　索　引

オプソニン作用　155, 156
オームの法則　38
ω3（オメガ3）脂肪酸　82
ω6（オメガ6）脂肪酸　82
親核種　63
オリゴペプチド　119, 121
オリゴマー　85
オルト　77
オルトミクソウイルス　147
オルニチン回路　129
オレイン酸　80
音圧レベル　56, 57
温罨法（おんあんぽう）　52
音　場　58
音　色　57
音　速　57
音　波　56
音波の指向性　58
音　量　56

か

階　級　8
会合コロイド　93
外呼吸　123
開始コドン　162
回　腸　117
解糖　123
解糖系　125
外毒素　151
灰白質（かいはくしつ）　115
外部被曝（ひばく）　65
外分泌　138, 141
壊　変　63
界面活性剤　93
化学式　71
化学変化　21
過換気　124
過換気症候群　124
下気道　123
可逆反応　54
核　108
核医学診断　64
核医学治療　64
拡　散　91
核　酸　108, 127
拡張期血圧　7, 36
獲得免疫　153, 155
核　膜　108
核膜孔　108
核様体　150
化合物　69
過呼吸　124
過酸化水素　102, 104
可視光線　59
過　食　116
過食症　116
加水分解　100
ガス交換　123
カチオン界面活性剤　94
顎下腺（がっかせん）　142
活性酸素種　104
活動電位　46

滑面（かつめん）小胞体　109
カテコール　78
価電子　16
果　糖　83, 119, 120
花粉症　157
芽胞（がほう）　150
カミッロ・ゴルジ（人名）　109
可溶化　94
可溶性タンパク質　84
ガラクトース　83, 119, 120
カリシウイルス　147
カルシウム　117
カルボキシ基　77, 79
カルボニル基　78
カルボン酸　79
加齢黄斑変性
　（かれいおうはんへんせい）　111
cal（カロリー）　50
感音性難聴　58
桿菌（かんきん）　149
還　元　102
還元型ニコチンアミドアデニン
　　ジヌクレオチド　126
還元型ニコチンアミドアデニン
　　ジヌクレオチドリン酸　127
還元型フラビンアデニン
　　ジヌクレオチド　126
還元剤　102
還元ヘモグロビン　124, 125
幹細胞　111
環式炭化水素　75, 77
環式不飽和炭化水素　77
環式飽和炭化水素　77
カンジダ　151
間質液　95
冠循環　134
緩衝（かんしょう）作用　100
慣性の法則　28
乾性油　82
関節リウマチ　157
汗　腺　142
感　染　145
感染経路　145
感染源　145
感染症　144, 145
感染する個体　145
完全燃焼　103
肝臓　117
感　電　41
冠動脈　134
管内細胞外液　95
官能基　77
感染の三要素　145
γ（ガンマ）壊変　63
γ　線　62
ガンマナイフ　64

き

気　化　22, 23

幾何異性体　72
貴ガス　18
気化熱　22
器　官　115
基　質　117
基質特異性　118
希釈倍数　89
キシレン　77
寄　生　146
寄生虫検査　136
基礎代謝　129
基礎代謝量　130
気　体　21
軌道電子　15
キモトリプシン　119
逆浸透膜　87
キャプシド　146
球　菌　149
吸　収　116
吸収線量　65
吸熱反応　22
強塩基　98
狂犬病ウイルス　147
凝固（ぎょうこ）　22
凝固点　22
凝固点降下　22
凝固熱　22
強　酸　98
共重合体　85
凝　縮　23
胸　水　95
凝析（ぎょうせき）　93
鏡像異性体　73
莢膜（きょうまく）　150
共有結合　70
極　性　87
棘波（きょくは）　47
拒　食　116
拒食症　116
キラーT細胞　156
近　視　60
近赤外線　60
金属結合　70
筋組織　114

く

グアニン　110, 158, 159
空　腸　117
クエン酸　80
クエン酸回路　125, 126
屈折角　60
屈折率　60
クラミジア　152
グラム陰性桿菌　149
グラム陰性球菌　149
グラム陰性菌　150
グラム陰性らせん状菌　149
グラム染色法　151
グラム陽性桿菌　149
グラム陽性球菌　149
グラム陽性菌　150

グリア細胞　115
グリコーゲン　122, 125, 126
グリシン　81
グリセリン
　　　78, 119, 121, 127
グリセロール　78, 121, 127
クリミア・コンゴ出血熱
　　　ウイルス　147
グルカゴン　141
グルコース
　　　72, 83, 119, 120, 122
グルコース代謝　125
グルタミン酸　81
クレアチニン補正　136
Gy（グレイ）　65
クレブス回路　126
黒さび　102
クロストリジウム属菌　150
クロマチン構造　158
クーロンの法則　37

け

軽金属　25
形質細胞　155
経静脈栄養　116
計　数　3
経腸栄養　116
経鼻栄養　116
経皮的動脈血酸素飽和度　48
計　量　3
血　圧　36
血圧異常　133
血圧測定の原理　36
血　液　114
血液循環　132, 133
結核菌　149
血　球　114
結合組織　114
結晶構造　20
血漿タンパク質系　101
血小板　114
血　清　114
血清療法　157
結　腸　117
結　露　23
ケトアシドーシス　128
ケトン　78
ケトン基　78
ケトン体　127
ケラチン　84
K（ケルビン）　49
けん化　81
限外ろ過膜　87
嫌気呼吸　123
嫌気性菌　151
原　子　15
原子核　15
原子団　18
原子番号　15
原子量　15
減数分裂　160

索　引　173

元　素　15
懸濁液　92
原　虫　146, 152

こ

高アンモニア血症　129
光学異性体　72
好気呼吸　123
好気性菌　151
高級アルコール　78
口　腔　117
抗　原　153, 156
抗原抗体複合体　156
抗原提示能　154
抗酸菌　149
恒常性　138
硬　水　86
合成高分子化合物　84
酵　素　104, 117
構造異性体　72
構造式　72
酵素-基質複合体　117, 119
光　速　61
梗塞（こうそく）　133
光速度　61
抗　体　155
好中球　154
後天性免疫不全症候群　157
後天免疫　153
硬　度　86
高ナトリウム血症　97
高分子化合物　83
酵　母　151
肛　門　117
交　流　37, 39
誤嚥（ごえん）　117
誤嚥性肺炎　117
呼　吸　122
呼吸器系　123
呼吸細気管支　123
呼吸性アシドーシス　101
呼吸性アルカローシス
　　　　　　101, 124
国際単位系　3
固　体　20
五大栄養素　117
5′末端　110
骨格筋　114
骨基質　114
骨組織　114
骨密度　25
コドン　162, 163
瘤（こぶ）　133
コリオリの力　35
ゴルジ体　109
コレステロール
　　　　　78, 127, 139
コレラ菌　149
コロイド　91
コロイド溶液　91
コロイド粒子　91

コロトコフ音　36
コロナウイルス　147
混合物　69

さ

最外殻　16
細　菌　146
最高血圧　36
再生医学　111
最大静止摩擦力　31
最適温度　118
最適pH　118
サイトカイン　154
サイトメガロウイルス　147
再分極　46
細　胞　107
細胞外液　95, 132
細胞基質　109
細胞死　112
細胞質　109
細胞傷害性T細胞　156
細胞小器官　109
細胞性免疫　155, 156
細胞内液　95, 132
細胞分裂　110, 111
細胞変性　112
細胞膜　108
細胞溶解　155
鎖式炭化水素　75
鎖式不飽和炭化水素　76
鎖式飽和炭化水素　75
鎖式モノカルボン酸　79
SARSコロナウイルス　147
サスペンション　92
さ　び　102
作　用　29
作用・反作用の法則　29
サリチル酸　80
サルモネラ菌　149
酸　98
酸　化　102
3価アルコール　78
酸化還元酵素　104
酸化還元反応　102
酸化剤　102
酸化ヘモグロビン　124
酸化防止剤　103
酸素飽和度　125
3′末端　110
Ⅲ度高血圧　7

し

死　164
JCウイルス　147
磁　界　41
紫外線　59
耳下腺（じかせん）　142

C型肝炎ウイルス　147
磁　気　37, 41
磁気共鳴画像診断装置　48
色素沈着　112
磁気力　41
軸索（じくさく）　115
シクロアルカン　77
シクロヘキサン　77
刺激伝導系　46
自　己　153
仕　事　53
仕事率　40
自己複製能　111
自己分泌　138
自己免疫疾患　157
脂　質　81, 117, 121
脂質代謝　127
視床下部　140
糸状菌　151
シス形　72
シスチン結合　84
示性式　71
自然放射線　62
自然免疫　153, 154
子孫核種　63
死体検案書　167, 168
θ（シータ）波　47
実効線量　65
質量数　15
質量%濃度　89
CT法　25
至適血圧　7
シトシン　110, 158, 159
死の三徴候　164
ジフテリア菌　149
Sv（シーベルト）　65
脂　肪　82
脂肪化　112
脂肪酸　79, 119, 121, 127
死亡診断書　167, 168
脂肪族炭化水素　75
脂肪変性　112
脂肪油　82
ジメチルエーテル　72
ジメチルベンゼン　77
弱　酸　98
シャルルの法則　21
周期表　17
重合体　85
終止コドン　162
収縮期血圧　7, 36
重　心　32
重層上皮　114
重炭酸緩衝系　101
終動脈　134
十二指腸　117
12誘導心電図　46
周波数　39, 56
終末細気管支　123
重　力　26, 32
重力加速度　32
主気管支　123
縮　合　81
宿主（しゅくしゅ）　145, 146
樹状細胞　154

出　血　133
受動免疫　157
J（ジュール）　49, 53
ジュール熱　40
ジュールの法則　40
循　環　132
純物質　69
昇華（しょうか）　23
消　化　116
消化液　117, 138
消化管　117
消化管ホルモン　117
消化器　118
消化酵素　117, 119
上気道　123
消極的安楽死　166
常在細菌　144
常在細菌叢（さいきんそう）
　　　　　　145, 154
常　水　87
常染色体　159
焦　点　60
焦点距離　60
照　度　61
照度基準　61
消　毒　150
蒸　発　22, 23
蒸発熱　22
消費エネルギー　129
上皮組織　114
静　脈　133
蒸留水　86
食細胞　154
食　道　117
触　媒　21, 117
植物状態　165
食物アレルギー　157
食物繊維　83, 121
女性用体温計　52
ショート　41
ショ糖　83, 120
徐　波　47
Siriの式　27
磁　力　41
磁力線　41
真核細胞　108
心　筋　114
真　菌　146, 151
神経膠（こう）細胞　115
神経細胞　115
神経性大食症　116
神経性無食欲症　116
神経組織　115
神経伝達物質　115
人工多能性幹細胞　111
人工透析　91
人工放射線　62
親水性コロイド　92
新生児マススクリーニング
　　　　　　　　　129
心臓死　164
靱帯（じんたい）　114
身体活動レベル　130
心電図　46
浸　透　91

索　引

浸透圧　90
振動回数　57

す

水　圧　34
膵（すい）アミラーゼ
　　　　　119, 120
随意筋　114
膵　液　120, 143
水銀温度計　52
水腫状変性　112
水晶体　60
水素イオン　99
水素イオン指数　99
水素イオン濃度　99
膵　臓　117
水素結合　70, 84, 87
水中体重法　26
垂直抗力　31
推定エネルギー必要量　130
水痘ウイルス　147
水痘・帯状疱疹ウイルス　147
水分代謝　95
髄膜炎菌　149
膵リパーゼ　119, 121
水　和　87
スクラーゼ　119, 120
スクロース
　　　83, 119, 120, 125
ステロイド　127
ステロイドホルモン　139
ステンレス鋼　102
スーパーオキシド　104
スポット尿　136

せ

静止電位　46
静止摩擦力　30
正常血圧　7
正常高値血圧　7
生殖細胞　160
精製水　87
性染色体　159
成体幹細胞　111
生体内電解質濃度　96
正電荷　37
静電気　37
静電気対策　38
赤外線　60
赤痢アメーバ　152
赤痢菌　150
絶縁体　37, 38
石灰化　112
舌下腺（ぜっかせん）　142
積極的安楽死　166
赤血球　114
セッケン　93

摂氏温度　49
摂取エネルギー　129
摂食障害　116
接触不良　41
絶対温度　49
絶対零度　49
セットポイント　51
セルシウス温度　49
セルロース　83
セレウス菌　149
遷移元素　18
染色体　108, 158, 159
全身性エリテマトーデス　157
先天性アミノ酸代謝異常　129
先天免疫　153
腺房細胞　141
線　毛　150, 153
線量当量　65

そ

騒音規制法　57
騒音性難聴　58
走化性活性　155
総肝管　121
臓　器　115
造血幹細胞　111
総胆管　121
相同染色体　159
組　織　114, 115
組織液　95
疎水コロイド　93
組成式　72
塑性変形　33
粗面（そめん）小胞体　109
ゾ　ル　91
尊厳死　164, 166

た

第一級アミン　80
第1種てこ　32
体液性免疫　155
体温計　52
体温調節　51
大気圧　34
体細胞　160
体細胞分裂　160
第三級アミン　80
第3種てこ　32
体脂肪率　26
代　謝　122
代謝異常　129
代謝性アシドーシス　101
代謝性アルカローシス　101
大腸菌　149, 150
帯電序列　37
体内循環　132
第二級アミン　80

第2種てこ　32
大　便　135
ダイマー　85
対　流　51
唾液（だえき）　142
唾液アミラーゼ
　　　119, 120, 142
唾液腺　142
多価不飽和脂肪酸　80
多原子イオン　18
多剤耐性菌　145
多重結合　70
脱イオン水　86
脱分極　46
多糖類　83, 119, 125
炭化水素　75
単原子イオン　18
炭酸水素緩衝系　101
胆　汁　120, 121, 143
胆汁酸　121
単純タンパク質　84
単純ヘルペスウイルス　147
炭水化物　83, 117, 119
弾性限界　33
弾性変形　33
単層上皮　114
炭疽（たんそ）菌　149
単　体　69
単糖類　83, 119
胆嚢（たんのう）　117
胆嚢管　120
タンパク質　83, 117
タンパク質合成　162
短　絡　41
単量体　85

ち

チアノーゼ　125
力の大きさ　28
力の作用点　28
力の三要素　28
力のつり合い　29
力の向き　28
蓄　尿　136
腟トリコモナス　152
チミン　110, 158, 159
中央値　9
中間尿　136
中硬水　86
注射用水　87
中心小体　109
中心静脈栄養　116
中性子　15
中赤外線　60
中和反応　100
腸　液　143
腸炎ビブリオ菌　149
超音波　56, 58
超音波検査　58
超音波法　25
超低周波　56

聴力検査　57
腸瘻（ちょうろう）　116
直　腸　117
直　流　37, 38
チンダル現象　93

つ，て

ツツガムシ病　152
ツツガ虫病リケッチア　152
tRNA　160, 161
DEXA 法　25
DNA　108, 110, 158
低級アルコール　78
低血圧　36
抵　抗　39
T 細胞　155
DC　37
TCA 回路　126
D 体　73
低ナトリウム血症　97
ディフィシル菌　149
T リンパ球　155
デオキシリボ核酸　108
デオキシリボース　158, 159
デキストリン　119, 120
て　こ　32
dB（デシベル）　57
δ（デルタ）波　47
転移 RNA　160, 161
電解質　70, 86, 94
電解質異常　97
電　気　37
電気陰性度　71, 87
電気泳動　93
電　子　15, 126
電子殻　16
電磁石式　45
電子体温計　52
電子伝達系　125, 126
電磁波　59, 62
電子配置　16
転　写　161
電磁誘導　43
電磁力　43
展　性　70
伝染性軟疣腫（なんゆうしゅ）
　　　ウイルス　147
伝　導　50
天然高分子化合物　83
電　波　59
デンプン　83, 119, 120, 125
電　離　62, 70
電離度　98
電離放射線　59, 62
電　流　37
電流の化学作用　45
電流の三作用　45
電流の磁気作用　45
電流の熱作用　45
電　力　40

索　引　175

電力量　40

と

糖　159
等圧線　35
糖アルコール　83
同位体　15
同化　122
透過作用　64
等価線量　65
糖化ヘモグロビン　7
導管　141
等号　7
糖質　83, 117
糖新生　127
痘瘡（とうそう）ウイルス　147
同族元素　17
導体　38
動摩擦力　30
動脈　133
動脈血酸素飽和度　48
当量濃度　89
糖類　83
透析　93
トガウイルス　147
トキソプラズマ　152
トコフェロール　103
度数　8
度数分布　8
度数分布表　8
突発性難聴　58
トランス　44
トランス形　72
トリカルボン酸回路　126
トリグリセリド　81, 119, 121, 127
トリプシン　119, 121
トリマー　85
Torr（トル）　36
トルエン　77
貪食　154

な

内呼吸　123, 125
内臓脂肪　114
内毒素　151
内部被曝（ひばく）　65
内分泌　138
ナチュラルキラー細胞　156
ナトリウムセッケン　94
ナフタレン　77
軟化　86
軟骨組織　114
軟水　86
難聴　58
難聴度分類　58

に

2価アルコール　78
二重らせん構造　110, 159
二糖類　83, 120, 125
Ⅱ度高血圧　7
ニホニウム　17
日本脳炎ウイルス　147
乳化　93, 121
乳酸　73, 80, 126
入射角　60
入射光　60
乳汁　138, 143
乳濁液　92
乳糖　83, 120
N（ニュートン）　28
N・m（ニュートンメートル）　31
尿素　129
尿素回路　129
尿素樹脂　85

ぬ, ね

ヌクレオソーム　158
ヌクレオチド　110, 158, 159
ヌクレオチド鎖　110
ネガティブフィードバック調節　140
ネクローシス　112
ネクロトーシス　113
熱　49
熱作用　30
熱可塑性（ねつかそせい）樹脂　84
熱硬化性樹脂　85
熱線　60
熱伝導率　50, 51
熱平衡　49
熱容量　50
熱力学第1法則　54
熱力学第2法則　54
熱量　40, 49
燃焼の三条件　103

の

脳死　164
脳死判定　165
脳死判定基準　165
脳循環　134
濃度　89
能動免疫　157
脳波　47
脳波計　47
脳表ヘモジデリン沈着症　112

は

肺炎マイコプラズマ　149
肺循環　133
胚性幹細胞　111
排泄（はいせつ）　135
バイタルサインモニター　47
排尿　135, 136
排便　135
肺胞　123
麦芽糖　83, 120
白質（はくしつ）　115
白癬（はくせん）　152
破傷風菌　149
バシラス属菌　150
Pa（パスカル）　34, 35, 56
パーセンタイル　6
白血球　114
発酵　151
発疹チフス　152
発疹チフスリケッチア　152
バッファー作用　100
ハバース管　114
パピローマウイルス　147
パラ　77
パラクリン　138
パラフィン　75
パラミクソウイルス　147
バリア　153
バリン　129
パルボウイルス　147
ハロゲン元素　18
半減期　63
反作用　29
反射角　60
反射光　60
反射の法則　60
ハンス・クレブス（人名）　126
半透膜　91
反応特異性　118
半保存的複製　161

ひ

BE　101
非イオン界面活性剤　94
PET　85
pH　99
皮下脂肪　114
皮下組織　114
B型肝炎ウイルス　147
光　59
光の屈折　60
光の反射　60
ピコルナウイルス　147
非自己　153
比重　25

ノニオン界面活性剤　94
ノロウイルス　147

ヒストグラム　8
ヒストン　158
微生物　144
ビタミン　74, 117, 121
ビタミンE　103
ビタミンC　103
必須アミノ酸　80
必須脂肪酸　82
必須ミネラル　74
非電離放射線　59, 62
ヒト免疫不全ウイルス　145, 147, 148, 157
ヒドロキシ基　77
ヒドロキシ酸　80
ヒドロキシルラジカル　104
ビニル基　76
比熱　50
被曝（ひばく）　65
皮膚糸状菌　152
百日咳菌　149
百分率　5
百万分率　89
病原微生物　144
標準状態　16
標準偏差　10
標的器官　138, 139
標的細胞　139
表皮ブドウ球菌　149
日和見（ひよりみ）感染（症）　145
ビリルビン　112
Bリンパ球　155
ピルビン酸　126

ふ

歩合（ぶあい）　5
フィードバック調節　140
フィロウイルス　147
風疹ウイルス　147
フェニルアラニン　129
フェニルケトン尿症　129
フェノール　78
フェノール樹脂　85
フォーム　92
不可逆反応　54
付加重合　76
付加反応　76
不感蒸散　137
不感蒸泄（じょうせつ）　96, 135, 137
不乾性油　82
不完全燃焼　103
複合タンパク質　84
腹水　95
複製　111, 161
不顕性感染　145
浮腫（ふしゅ）　95, 133
不随意筋　114
不斉炭素原子　72
ブタン　75
フックの法則　33

索引

物質の三態　20
沸点　22
沸騰　22, 23
物理変化　21
物理量　3
負電荷　37
ブドウ球菌　149
不等号　7
不導体　38
ブドウ糖　72, 83, 119, 120, 122
ブニャウイルス　147
不飽和脂肪酸　80
不飽和炭化水素　75
不飽和溶液　88
不溶性タンパク質　84
ブラウン運動　93
プラズマ細胞　155
フラビウイルス　147
浮力　26
フルクトース　83, 119, 120
フレミングの左手の法則　43
Brozek の式　27
プロパン　75
フローレンス・ナイチンゲール
（人名）　1
分化　111
分極　46
分散　10
分散コロイド　93
分散相　92
分散媒　92
分子　16
分子コロイド　92
分子式　71
分子量　16
分数　5
分泌　138

へ

平滑筋　114
平均値　9
平行四辺形の法則　29
べき指数　4
べき乗　4
べき乗数　4
Bq（ベクレル）　65
β（ベータ）壊変　63
β酸化　127
β線　62
ヘパドナウイルス　147
ペプシン　118, 119, 121, 143
ペプチド結合　83
ペプチドホルモン　139
ヘマトクリット値　5
ヘモグロビン　124, 135
ヘモグロビン A1c　7
ヘモグロビン緩衝系　101
ヘモシデリン　112
ヘリコバクター・ピロリ　149, 150

Hz（ヘルツ）　56
ヘルパー T 細胞　154, 155
ヘルペスウイルス　147
変圧器　44
変形　33
偏差値　10
変性　84
偏性細胞内寄生性　146
ベンゼン環　77
便潜血検査　135, 136
ペントースリン酸回路　127
鞭毛（べんもう）　150

ほ

ボイル・シャルルの法則　21
ボイルの法則　21
芳香族　77
芳香族カルボン酸　80
放射　51
放射壊変　63
放射性同位元素　63
放射性同位体　63
放射線　62
放射線診断　64
放射線診療　64
放射線治療　64
放射能　63, 65
放熱反応　22
傍（ぼう）分泌　138
飽和脂肪酸　79
飽和状態　88
飽和炭化水素　75
飽和溶液　88
保温　50
ポジティブフィードバック
調節　141
補体　154, 156
ポックスウイルス　147
ボツリヌス菌　149
ボディメカニクス　33
ホモシスチン尿症　129
ポリエチレン　76
ポリエチレンテレフタレート　85
ポリオウイルス　147
ポリオーマウイルス　147
ポリヌクレオチド　110
ポリペプチド　119, 121
ポリマー　84, 85
ホルムアルデヒド　78
ホルモン　117, 138
ホルモン受容体　139
ホルモン分泌　140
翻訳　161

ま

マイクロコロイド　94

マイコプラズマ　149
マクロファージ　154, 155
摩擦係数　31
摩擦電気　37
摩擦力　30
麻疹ウイルス　147
末梢静脈栄養　116
マラリア　145
マラリア原虫　145, 152
マルターゼ　119, 120
マルトース　83, 119, 120, 125

み

右ねじの法則　42
水　86, 121
水のイオン積　99
ミセル　93, 94
ミセル化　121
ミセルコロイド　93
密度　25
ミトコンドリア　109
ミネラル　74, 117, 121
mmHg（ミリメートル
エッチジー）　36

む

無機化合物　69, 73
無機酸　98
無機質　74, 117
むくみ　95
娘細胞　110, 160
ムチン　142
ムンプスウイルス　147

め

メジアン　9
メタ　77
メタン　75
メタン系炭化水素　75
メチオニン　129
滅菌（めっきん）　150
滅菌精製水　87
メッセンジャー RNA　160, 161
メッツ値　131
メープルシロップ尿症　129
メモリー B 細胞　156
メモリー T 細胞　156
メラニン　112
メラミン樹脂　85
免疫　153
免疫記憶　156
免疫グロブリン　155

免疫複合体　156

も

毛細血管　123, 133
モーター式　45
モノマー　84, 85
モーメント　31
モーラー　89
mol（モル）　15
モル濃度　89

や〜よ

山中伸弥（人名）　111
融解　21, 22
融解点　21, 22
融解熱　22
有機化合物　69, 73, 74, 75
有機酸　79, 98
融点　21
誘導電流　44
油脂　81
油脂の酸敗　103
UVA　59
UVB　59
UVC　59
陽イオン　15, 19
陽イオン界面活性剤　94
溶液　88
溶解度　88
溶解度曲線　88
陽子　15
溶質　88
溶媒　88
容量 % 濃度　89
予防接種　157

ら

ラクターゼ　119, 120
ラクトース　83, 119, 120
らせん状菌　149
ラッサウイルス　147
ラブドウイルス　147
ランゲルハンス島　141
乱反射　60

り〜ろ

リケッチア　152
リシン　81
リソソーム　109

索　引　177

リゾチーム　142, 143, 153
立体異性体　72
リニアック　64
リノール酸　80, 82
リノレン酸　80, 82
リビング・ウイル　166
リボ核酸　109
リボース　127, 160
リボソーム　109, 161
リボソーム RNA　160
リポフスチン　112
粒子線　62
両性界面活性剤　94

緑膿菌　149
臨界圧力　24
臨界温度　24
淋菌　149
リン酸　158, 159
リン酸緩衝系　101
リン脂質　108
臨床モニター　47
リンパ　114
リンパ液　134
リンパ液循環　132, 134
リンパ球　134
リンパ節　134

涙（るい）液　138, 142
涙腺　142
lx（ルクス）　61

冷罨法（れいあんぽう）　52
励起　62
冷媒　24
レオウイルス　147
レトロウイルス　147
レンサ球菌　149

ロイシン　129
老人性難聴　58

漏電　41
老廃物　132
ロタウイルス　147
ロバート・フック（人名）
　　　　　　　　　108

わ

ワクチン　157
割合　5

【監修・編集・執筆】
草間朋子（くさま ともこ）
1941年　長野県に生まれる
1965年　東京大学医学部衛生看護学科 卒
東京大学医学部 助教授，大分県立看護科学大学
　　学長を経て
現 東京医療保健大学 副学長
専門 健康科学，放射線影響学
医 学 博 士

【監 修】
松本純夫（まつもと すみお）
1947年　大阪に生まれる
1973年　慶應義塾大学医学部 卒
藤田保健衛生大学医学部 教授，国立病院機構東京
　　医療センター 病院長などを経て
現 国立病院機構東京医療センター 名誉院長
　　東京医療保健大学 学事顧問
専門 消化器外科，内視鏡外科
医 学 博 士

【執 筆】
高木晴良（たかき はるよし）
1960年　愛知県に生まれる
1984年　東京大学医学部 卒
現 東京医療保健大学東が丘・立川看護学部 准教授
専門 医療情報学，疫学，保健統計学

【監 修】
脊山洋右（せやま ようすけ）
1941年　東京に生まれる
1973年　東京大学大学院医学系研究科博士課程 修了
現 東京医療保健大学 客員教授
　　医学中央雑誌刊行会 理事長
東京大学名誉教授，お茶の水女子大学名誉教授
専門 生化学
医 学 博 士

【編集・執筆】
今井秀樹（いまい ひでき）
1961年　三重県に生まれる
1992年　東京大学大学院医学系研究科博士課程 修了
国立環境研究所 主任研究員，筑波大学社会医学系
　　助教授，宮崎大学医学部 准教授を経て
現 東京医療保健大学東が丘・立川看護学部 教授
専門 人類生態学，環境保健学，衛生学
博士（保健学）

【執 筆】
松本和史（まつもと かずふみ）
1975年　愛知県に生まれる
2004年　東京大学大学院医学系研究科修士課程 修了
現 東京医療保健大学東が丘・立川看護学部 講師
専門 看護学，臨床試験
修士（保健学）

第1版 第1刷 2017年4月25日 発行

基本を学ぶ 看護シリーズ1
自然科学の基礎知識を知る

Ⓒ 2017

	草 間 朋 子
監 修	脊 山 洋 右
	松 本 純 夫

発 行 者　　小 澤 美 奈 子

発　行　株式会社 東京化学同人
東京都文京区千石3丁目36-7 （〒112-0011）
電話 (03) 3946-5311・FAX (03) 3946-5317
URL: http://www.tkd-pbl.com/

印刷・製本　株式会社 木元省美堂

ISBN 978-4-8079-1800-3
Printed in Japan
無断転載および複製物（コピー，電子
データなど）の配布，配信を禁じます.

基本を学ぶ 看護シリーズ

草間朋子・脊山洋右・松本純夫 監修

B5判 2色刷 各巻 200 ページ内外

看護を実践する人が最低限身につけておくべき基礎知識を学ぶための教科書.
1回の講義で1～2章教えることを想定した構成. 国試対策も考慮.

1. 自然科学の基礎知識を知る 本体 2400 円

今井秀樹・草間朋子 編
今井秀樹・高木晴良・松本和史・草間朋子 著

2. からだの仕組みと働きを知る 本体 2700 円

髙野海哉・川岸久太郎・草間朋子 著

3. 病気の成り立ちを知る

草間朋子・松本純夫 編
穴沢小百合・竹内朋子・松本和史
松山友子・草間朋子・松本純夫 著

4. くすりと検査の基礎を知る

草間朋子・松本純夫 ほか 編

5. 健康を維持する仕組みを知る

草間朋子・脊山洋右 編
石田千絵・佐藤 潤 著

看護師のための
英会話ハンドブック

上鶴重美・Eric M. Skier 著 CD付

新書判 2色刷 192 ページ 本体 1800 円

外来・病棟・検査室・手術室といった多様な看護場面を取上げ, 各場面でよく使う表現
と英語のコツを学べるように, 実際の場面に沿った会話例を豊富に掲載. ネイティブ
スピーカーによりすべての場面を録音した付録CDは, 聞き取りや発声練習に役立つ.

定価は本体価格＋税